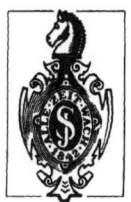

Bernd Warkentin

Die Evolution der menschlichen Geburt

Medizinische, biologische
und anthropologische Aspekte

Mit einem Geleitwort von H. G. Hillemanns

Springer-Verlag Berlin Heidelberg GmbH

Dr. med. Bernd Warkentin
Königsbergerstr. 21
W-7850 Lörrach
Bundesrepublik Deutschland

Mit 19 Abbildungen

ISBN 978-3-540-53936-0   ISBN 978-3-642-76582-7 (eBook)
DOI 10.1007/978-3-642-76582-7

Die Deutsche Bibliothek – CIP-Einheitsaufnahme
Warkentin, Bernd: Die Evolution der menschlichen Geburt: medizinische, biologische und anthropologische Aspekte / B. Warkentin. Mit einem Geleitw. von H. G. Hillemanns. – Berlin ; Heidelberg ; New York ; London ; Paris ; Tokyo ; Hong Kong ; Barcelona ; Budapest : Springer, 1991

Dieses Werk ist urheberrechtlich geschützt. Die dadurch begründeten Rechte, insbesondere die der Übersetzung, des Nachdrucks, des Vortrags, der Entnahme von Abbildungen und Tabellen, der Funksendung, der Mikroverfilmung oder der Vervielfältigung auf anderen Wegen und der Speicherung in Datenverarbeitungsanlagen, bleiben, auch bei nur auszugsweiser Verwertung, vorbehalten. Eine Vervielfältigung dieses Werkes oder von Teilen dieses Werkes ist auch im Einzelfall nur in den Grenzen der gesetzlichen Bestimmungen des Urheberrechtsgesetzes der Bundesrepublik Deutschland vom 9. September 1965 in der jeweils geltenden Fassung zulässig. Sie ist grundsätzlich vergütungspflichtig. Zuwiderhandlungen unterliegen den Strafbestimmungen des Urheberrechtsgesetzes.

© Springer-Verlag Berlin Heidelberg 1991

Die Wiedergabe von Gebrauchsnamen, Handelsnamen, Warenbezeichnungen usw. in diesem Werk berechtigt auch ohne besondere Kennzeichnung nicht zu der Annahme, daß solche Namen im Sinne der Warenzeichen- und Markenschutz-Gesetzgebung als frei zu betrachten wären und daher von jedermann benutzt werden dürften.

Gesamtherstellung: Druckhaus Beltz, Hemsbach, Bergstr.
21/3130-543210 – Gedruckt auf säurefreiem Papier

Geleitwort

Die Geburt ist der tiefgreifende Einschnitt am Beginn jedes Lebens. Neben dem Neubeginn, dem Entstehen genetisch fortpflanzungsfähigen Lebens kann das Gebären zugleich ein Sterben für Mutter und Kind bedeuten. Geburt und Tod waren über die Menschheitsgeschichte eins – ganz spezifisch war nur der Mensch von Beginn an bis in die jüngste Zeit dieser höchsten Gefahr ausgesetzt.

Die *Entwicklung der Geburtshilfe*, der Geburtsmedizin, eliminierte den Tod von Mutter und Kind erst in allerjüngster Zeit, so daß er biologisch keine Rolle mehr spielt. So hat die Geburtshilfe heute die menschliche Fortpflanzung und damit das natürliche Gleichgewicht der Evolution grundlegend verändert.

Die *Fortpflanzungschancen des Menschen* im allgemeinen waren *über Jahrtausende gering*, wie eine Analyse der Weltbevölkerungsentwicklung zeigt. Das evolutionsbiologische Gleichgewicht unter dem Konkurrenzdruck um die besten Fortpflanzungschancen bei begrenzten Lebensressourcen blieb für den Menschen ungünstig, war doch der natürliche Geburtsakt komplikationsreich, ja vernichtend und die spezifisch menschliche Fortpflanzungsphase kurz.

Dem Geburtshelfer und anthropologisch Interessierten, Dr. Bernd Warkentin, der aus der Freiburger Schule stammt, war es ein tiefes Anliegen, der *Sinndeutung der Geburt* – über Generationen der Menschheit hinweg gleichbedeutend mit Leben und Tod – nachzuforschen. Aufgrund seiner Sachkenntnis und seiner Forschertätigkeit ist es ihm möglich, die anatomisch-funktionelle Evolution des Menschen im Ablauf von Schwangerschaft und Geburt streng wissenschaftlich aufzuarbeiten, auf der Basis seiner fachspezifischen anatomisch-funktionellen Kenntnisse und der jahrzehntelangen großen Erfahrung als aktiver Geburtshelfer.

Folgen wir seinen Untersuchungen und Gedankengängen, so sehen wir, daß der Mensch den unter allen Lebewesen einmaligen biologischen Erfolg seiner *Intelligenz* verdankt. Der dem Selektionsprinzip innewohnende Auftrag zur Steigerung der Intelligenz ist unabdingbar an die Hirngröße, an das Schädelvolumen gebunden. Die natürliche Geburt stößt hier aber an die tödliche Grenze des weiblichen Beckens, das, den Bedingungen des aufrechten Ganges unterworfen, eine nicht überwindbare Grenzdimension im Sinne des tödlichen Mißverhältnisses von Kopf und Geburtskanal war. So trifft in der Geburt des Menschen die biologische Tendenz zu einer Höherentwicklung der Gehirnmasse an diese Grenze der weiblichen funktionellen Anatomie. Ein stabiles Gleichgewicht zwischen der Weiterentwicklung des menschlichen Gehirns und der mütterlichen Beckenweite, durch welches die Gefährlichkeit der Geburt entschärft würde, konnte sich bei der weiterbestehenden Tendenz zur Höherentwicklung der Intelligenz nicht einstellen, weil diese in bezug auf Überleben und Fortpflanzung erfolgreicher macht. So bewegte sich die Geburt zwangsläufig immer in der Nähe hohen Risikos für das Überleben.

Warkentin zeigt, daß die menschliche Geburt ein eindrucksvolles Beispiel für die Gültigkeit *evolutionsbiologischer Mechanismen* darstellt. Die Grausamkeit und Unerbittlichkeit werden gerade hier an der Grenze zwischen Leben und Tod deutlich, welche Darwins Begriff „struggle for life" („Kampf ums Dasein") zum Ausdruck bringt. Daß dieser Kampf nicht so sehr eine Auseinandersetzung zwischen den Arten ist, sondern eher zwischen den Angehörigen einer Art, wird deutlich; höhere Intelligenz macht den Menschen im Kampf um die begrenzten Lebensressourcen gegenüber dem Mitmenschen überlegen. Sie wird daher von der Evolution gefordert, auch unter Opfern.

In seinen fachspezifischen Untersuchungen geht der geburtsanatomische Forscher Warkentin den *Ursachen des Todes von Mutter und Kind* bei der Geburt nach. Er analysiert sorgfältigst das muskuläre, das bindegewebige und das knöcherne Becken und somit den spezifisch menschlichen Geburtskanal. Er beleuchtet die Mehrfachfunktion dieses Beckenbodensystems gegenüber den Bedingungen des aufrechten Gangs, als Durchtrittspforte von Darm und Blase, als Gebärkanal und Gebäraustrittspforte. Hier an diesen geburtsanatomischen Forschungen knüpft Warkentin wiederum an die Freiburger Tradition an, die von Sellheim über W. Wolf, Langreder, Goerttler bis in die heutigen Tage reicht. Als praktizierender Geburtshelfer, der seit 2 Jahrzehnten täglich am Gebärbett steht und subtil beobachtet, hat er eine hohe überzeugende Fachkompetenz, die schweren Gebärrisiken der Frau in die evolutionsbiologischen Grundfragen einzuordnen:

– Es sind dies die Erfordernisse der spezifisch humanen Plazentation für die Oxygenierung, für die Gehirndurchblutung – unlösbar hiermit aber verbunden das höchste Risiko der Verblutung.
– Es ist dies die Bedeutung der Anpassung des mütterlichen Organismus an das „Fremdtransplantat" Kind und den Streß der Schwangerschaft – verbunden mit der fundamentalen Gefährdung durch die Gestose, und der Versuch der Deutung ihres biologischen Sinngehalts.
– Es ist dies der muskuläre Halte- und Stützapparat als spezifische Notwendigkeit, als Sicherungsmechanismus bei aufrechtem Gang – verbunden hiermit die Gefahr der nicht gelingenden, der protrahierten Geburt.
– Es betrifft dies das knöcherne Becken und die „Zweiteilung des menschlichen Geburtsobjekts" mit dem spezifisch menschlichen Schädelvolumen – damit unlösbar gekoppelt das tödliche Mißverhältnis unter der Geburt.

– Es ist dies schließlich die Deutung des Geburtsbeginns im Dilemma zwischen Reifung des Gehirns, Größenmißverhältnis und postpartalem Überleben.

Warkentin als erfahrener Geburtshelfer analysiert so jede anatomische und physiologische Phase der Geburt äußerst genau und darf sich auf dieser soliden wissenschaftlichen Basis erlauben, das Schicksalsereignis des Gebärens auf fundierte Fakten aufbauend in die Weite des menschlichen Evolutionsprozesses einzuordnen.

Die spezifisch *menschliche Begrenzung der Fortpflanzungsfähigkeit* der Frau wird in Beziehung zum geistigen Entwicklungszustand des Neugeborenen und seiner mutterabhängigen Überlebenschance, ebenfalls als evolutionäre Bedingung des Fortpflanzungserfolgs, überzeugend eingearbeitet – so wie sie die jahrtausendelangen natürlichen Gegebenheiten des Gebärens vor den Möglichkeiten heutiger Geburtsmedizin und heutiger Zivilisation bedingten. Auch in dieser Analyse kommt der Priorität der Entwicklungsreife des Gehirns und dem Geburtszeitpunkt integrale Bedeutung zu.

Die *Geburtshilfe der jüngsten Menschheitsgeschichte,* vor allem die heutige Geburtsmedizin in ihrer hochdifferenzierten diagnostischen und therapeutischen Entwicklung, bis hin zur hohen, ständig steigenden Frequenz der Kaiserschnittentbindung, hat die unlösbar erscheinende, konflikthafte Kopplung von Geburt und Leben mit Krankheit und Tod durchschnitten. Geburt und Menschwerdung ist, biologisch gewertet, erst heute in der allerjüngsten Entwicklung der Menschheitsgeschichte ohne Tod möglich geworden und damit voll effektiv für die Fortpflanzung. Dadurch kommt es – und das ist für die Gedankengänge Warkentins von hoher Bedeutung – zur *Akzeleration des Menschen.* Die Weitergabe von Genen, hier vor allem der Intelligenzvermehrung unter den Bedingungen der Zunahme des Schädelvolumens, ist möglich geworden durch die moderne

Geburtsmedizin. *Warkentin weist überzeugend nach, daß so die Geburtshilfe am Beginn einer neuen evolutionären Entwicklung des Menschen steht.*

Für den mit evolutionsbiologischen Gedankengängen oder der Geburtshilfe nicht vertrauten Leser mag dies kompliziert erscheinen. Bernd Warkentin hat diese Fragen, fachwissenschaftlichen Tatsachen und Schlußfolgerungen in seinem Buch jedoch einfach, klar und verständlich dargestellt.

Die als Basis der Schlußfolgerungen notwendigen geburtsanatomischen Kenntnisse und die dargestellten Forschungsergebnisse werden vom Nichtmediziner eine aufmerksame Einarbeitung verlangen. Der engagierte Evolutionsbiologe und Anthropologe wird hier aber fundiertes Wissen vorfinden, das ihm gesicherte Fundamente für seine eigene, individuelle Bearbeitung des evolutionsbedingten Verständnisses des Menschen in die Hand gibt. Der Mediziner dagegen muß sich erst in die anthropologische Gedankenwelt und Fragestellungen einfühlen und einarbeiten, um den Wurf des ganzen, anspruchsvollen Gedankengebäudes von Warkentin voll zu begreifen.

Das Schlüsselereignis der menschlichen Geburt für die Fortpflanzung der Art Mensch sowie für den Selektionskonkurrenzkampf innerhalb der Art Mensch und zugleich der tiefe Eingriff heutiger Geburtsmedizin in den Evolutionsprozeß werden hier ohne Zweifel überzeugend und faszinierend dargestellt.

Im Anhang und auch in den Details findet jeder Interessierte, Arzt, Geburtshelfer, Genetiker, Anthropologe, Medizinstatistiker eine Fülle medizinischer, anatomischer, geburtshilflicher Forschungsarbeit am großen Geburtenkollektiv der Freiburger Universitäts-Frauenklinik bis hin zu den aktuellen nationalen und internationalen Perinatalregistern, Daten und Unterlagen von Gesundheitsämtern und Bevölkerungsstatistiken.

Diese wissenschaftlichen Ergebnisse betreffen den Schwangerschaftsablauf, die Abfolge der drei Geburtsperioden, Daten zum Überleben von Mutter und Kind, statistisches Zahlenmaterial zur Akzeleration des Menschen bis hin zur Darstellung der technisch-operativen Geburtshilfe heute.

Die Literaturauswahl gibt Zugang sowohl zur geburtsmedizinischen Fachliteratur als auch zu anthropologisch-evolutionsbiologisch orientierten Standardwerken.

So möchte ich diesem neuen Werk von Herrn Warkentin, meinem geburtshilflichen Schüler, der Tradition diesbezüglicher Freiburger Forschung verpflichtet, im Sinne einer weiten Verbreitung des Werkes den verdienten Erfolg von Herzen wünschen.

Freiburg i. Br. im März 1991   Prof. Dr. H. G. Hillemanns

Danksagung

Eine Arbeit dieser Art kann nicht von einem einzelnen geschrieben werden. Die Gefahr ist zu groß, daß man sich auf theoretische Nebengeleise begibt und den Blick für das Ganze verliert. Eine gründliche und kritische Diskussion aller Gedankengänge ist daher notwendig. Hier sind eine ganze Reihe von kompetenten Wissenschaftlern zu nennen, die in diesem Sinne die Entstehung dieser Arbeit begleitet haben.

In erster Linie ist Herr Prof. Dr. med. H. G. Hillemanns (Direktor der Universitäts-Frauenklinik Freiburg i. Br.) zu nennen, der sich intensiv mit dieser Arbeit auseinandersetzte, sie durch kritische Einwände und vielfache Vorschläge befruchtete und das einführende Vorwort schrieb. Sehr hilfreich entwickelten sich auch Kontakte zu anderen Wisenschaftlern, so vor allem zu dem Biologen Prof. Dr. R. Hausmann (Institut für Biologie III, Universität Freiburg i. Br.), der mit seiner fachlichen Kompetenz wesentliche Ratschläge geben konnte. In diesem Sinne hat auch der Biologe Prof. Dr. W. Rathmayer (Universität Konstanz) Wertvolles zu dieser Arbeit beigetragen. Mit dem Anatomen Dr. med. J. Kerl (Freiburg i. Br.) wurden fachspezifische Aspekte intensiv durchgearbeitet. Darüber hinaus haben sich mit der Arbeit intensiver befaßt und wertvolle Anregungen gegeben Herr Priv.-Doz. Dr. med. L. Quaas und Dr. med. W. Klosa (beide Freiburg i. Br.). Mit wichtigen Hinweisen zu Aspekten dieser Arbeit hat der Biochemiker Prof. Dr. rer. nat. Dr. med. E. Kuss einen wesentlichen Beitrag geleistet. Die statistischen Berechnungen wurden von Herrn Dr. J. Bammert vom

Institut für medizinische Statistik und Dokumentation in Verbindung mit dem Rechenzentrum der Universität Freiburg i. Br. durchgeführt. Nicht namentlich erwähnt werden können an dieser Stelle die zahlreichen Mitarbeiter und Freunde, mit denen Aspekte und Gedankengänge durchdiskutiert wurden und die auf ihre Art zu dieser Arbeit beigetragen haben. Ihnen allen sei an dieser Stelle von Herzen gedankt, weil ohne ihre Mitarbeit die Schrift in dieser Form nicht möglich gewesen wäre.

Besonderer Dank gilt meiner Frau Susanne, die manchen Verzicht leisten mußte, die Entstehung der Arbeit aber immer liebevoll begleitet hat.

Lörrach, 1991   B. Warkentin

Inhaltsverzeichnis

1	Der Mensch und die biologische Evolution . . .	1
2	Die Gefährlichkeit der natürlichen Geburt . . .	7
2.1	Mütterliche Sterblichkeit	8
2.1.1	Geburtsmechanische Komplikationen	8
2.1.2	Blutungen unter der Geburt	10
2.1.3	Infektionen	12
2.1.4	Spätgestosen (EPH-Gestose, Schwangerschaftstoxikose, Schwangerschaftsnephropathie, schwangerschaftsinduzierter Hochdruck)	13
2.2	Kindliche Sterblichkeit	14
2.2.1	Funktionseinschränkung des Mutterkuchens (Plazentainsuffizienz)	15
2.2.2	Nabelschnurkomplikationen	15
2.2.3	Vorzeitige Ablösung des Mutterkuchens	16
2.2.4	Verzögerter Geburtsverlauf	17
3	Die Bedeutung des Mutterkuchens für die Entwicklung des Menschen	19
3.1	Die Notwendigkeit einer optimalen Sauerstoffversorgung des Gehirns	19
3.2	Spätgestose und Plazentainsuffizienz	22
4	Die Folgen der aufrechten Haltung des Menschen	29
4.1	Der feste Zervixverschluß	29
4.2	Die retroponierte Zervix im letzten Schwangerschaftsdrittel	31
4.3	Der „vorzeitige" Blasensprung	36

5	Die Bedeutung der geistigen Entwicklung des Menschen für die Geburt	39
5.1	Die „Zweiteilung" des menschlichen Geburtsobjekts	39
5.2	Das Verhältnis zwischen kindlichem Kopf und mütterlichem Becken	41
5.2.1	Die Erweiterung des weiblichen Beckens	42
5.2.2	Die Verminderung der Hirnsubstanz zum Zeitpunkt der Geburt	44
6	Die Auslösung der Geburt	51
6.1	Die relative Plazentainsuffizienz	51
6.2	Der kindliche Gewichtsabfall vor der Geburt	53
6.3	Die Bedeutung der Reife von Atmungs-, Hunger- und Durstzentrum des Kindes	55
7	Der Preßdrang in der Austreibungsperiode	59
8	Die geistige Entwicklung des Menschen und die Fruchtbarkeit der Frau in ihrer Beziehung zur Evolution der Geburt	69
8.1	Die biologischen Ursachen der zeitlichen Begrenzung der weiblichen Fruchtbarkeitsphase	69
8.2	Das Klimakterium der Frau	73
9	Evolutionsbiologische Gleichgewichte	77
9.1	Der Zervixverschluß	77
9.2	Verhältnis zwischen kindlichem Kopf und mütterlicher Beckenweite	78
9.3	Entwicklungsreife des Gehirns und Geburtszeitpunkt	78
9.4	Geburtsauslösung	79
9.5	Dauer der weiblichen Fruchtbarkeitsphase	79
9.6	Die Priorität der Gehirnentwicklung	80
10	Das Phänomen der Akzeleration	83
11	Die Notwendigkeit der modernen Geburtshilfe	93
Anhang		97
Literatur		119

1 Der Mensch und die biologische Evolution

Der Mensch ist als *biologisches Wesen* biologischen Gesetzen unterworfen, die ihn in seiner Art geprägt haben. Dementsprechend ist er auch als ein Produkt der Evolution zu verstehen.

Die Übertragung der Evolutionstheorie von Darwin (1859) auf den Menschen ist nicht unproblematisch. Schon früh ist sie auf Widerstände gestoßen, die ihre Ursache weniger in Zweifeln an ihrer Wissenschaftlichkeit haben, als in weltanschaulichen Standpunkten und in einer unbequemen Infragestellung des menschlichen Selbstverständnisses. Es sei festgestellt, daß die Evolutionstheorie nicht als eine „bewiesene Tatsache" (als welche sie vielfach auch von Wissenschaftlern dargestellt wird) anzusehen ist, sondern als eine „Theorie", die allerdings durch eine Fülle von Indizien belegt ist und für die es keine wissenschaftlich begründete Alternative gibt.

Der Reiz der *Übertragung evolutionstheoretischer Prinzipien* auf den Menschen selbst liegt in der Möglichkeit der Erweiterung des eigenen Selbstverständnisses: Der Mensch kann sich im Unterschied zu Tieren seine physischen oder psychischen Eigenarten erklären, die ihm sonst fragwürdig blieben – oder fraglos hingenommen würden.

Auf dem Wunsch des Menschen, sich vor allem im psychischen Bereich besser zu verstehen und durchschauen zu können, basiert der Erfolg und die Popularität der modernen Verhaltensbiologie. Hier seien nur Tinbergen (1966), Eibl-Eibesfeldt (1972), Hassenstein (1980) und Lorenz (1974) genannt, die mit ihren wissenschaftlichen Arbeiten das

Selbstbild des Menschen stark beeinflußt und die öffentliche Diskussion angeregt haben.

Im physischen Bereich haben die Forschungen von A. Portmann (1956) und – gerade im geburtshilflichen Bereich – de Snoo (1952) dazu beigetragen, die Sonderstellung des Menschen in der Reihe der Tiere zu deuten, und damit auch sein anthropologisches Selbstverständnis geprägt.

In der Übertragung evolutionstheoretischer Erkenntnisse auf den Menschen scheint gerade erst ein Anfang gemacht. Von der konsequenten Anwendung neuer Einsichten sind weitere anthropologische Fortschritte zu erwarten.

Die Arbeiten von Dawkins (1978, „Das egoistische Gen" – „The Selfish Gen") und Wickler u. Seibt (1981, „Das Prinzip Eigennutz") haben zu neuen Sichtweisen des Gangs der Evolution geführt und damit scheinbare Widersprüche erklärt, die durch die Sichtweise Darwins nicht gedeutet werden konnten. Im wesentlichen geht es hier um ein neues Verständnis vom „Kampf ums Dasein". Danach konkurrieren nicht (in erster Linie) die verschiedenen Arten um Daseinsmöglichkeiten, vielmehr liegen die Individuen einer Art im Wettstreit miteinander um die jeweiligen Ressourcen der ökologischen Nische, die von der Art erschlossen wurde. Im „Kampf ums Dasein" verhalten sich die Tiere untereinander „egoistisch" („selfisch" nach Dawkins 1978) bzw. „eigennützig" (nach Wickler u. Seibt 1981), um die möglichst erfolgreiche Vermehrung der eigenen Gene bzw. genetischen Programme zu sichern. Diesem Prinzip widerspricht auch nicht der scheinbar „altruistische" Beistand unter Verwandten – diese haben ja den Besitz von bestimmten Genen gemeinsam bzw. verfügen über gemeinsame genetische Programme. Gefördert werden demnach von der Evolution die Anlagen und die Verhaltensweisen, die im Vergleich zu Rivalen der eigenen Art den größten *Fortpflanzungserfolg* ermöglichen.

Für diese neue Sichtweise der Evolution sei hier beispielhaft eine Erklärung des auch im Tierreich häufig zu beobachtenden Phänomens der Eifersucht angeführt: Das männliche Individuum versucht natürlicherweise den Geschlechtsverkehr des „eigenen" Geschlechtspartners mit Rivalen des eigenen Geschlechts zu verhindern, weil eine aus dieser Verbindung entstandene Schwangerschaft die eigenen Fortpflanzungsmöglichkeiten verringert. Damit könnte ein Rivale seine Gene vermehren, während für die Dauer von Schwangerschaft, Laktation und Aufzucht der Nachkommen dieser Partner für die mögliche Vermehrung der eigenen Gene ausfällt, deren weitere Ausbreitungschancen sich somit verschlechtern. Die Gene, die ein eifersüchtiges Verhalten fördern, bringen ihrem Träger (im allgemeinen) einen gewissen Fortpflanzungsvorteil gegenüber weniger eifersüchtigen Individuen und verbreiten sich damit selbst entsprechend vermehrt. Die Eifersucht steht auch nicht in Widerspruch zu polygamem Verhalten: Liegt hier doch eine weitere Möglichkeit, die eigenen Gene zu vermehren.

Sieht man zunächst von den Fortschritten der Medizin in dem jüngsten, dem gegenwärtigen Abschnitt der Menschheitsgeschichte ab, so ist *die Geburt ein biologischer Vorgang,* der durch künstliche Eingriffe kaum beeinflußt werden kann. Die Geburt setzt zu einem nicht vorhersehbaren Zeitpunkt ein, ihr Ablauf läßt sich natürlicherweise nicht beschleunigen. Den Wehenschmerzen ist die Frau hilflos ausgeliefert.

Welche Bedeutung der Mensch der Geburt für das Erleben seiner Körperlichkeit im allgemeinen gerade heute beimißt, zeigen die Bemühungen um eine „natürliche" Geburt und Geburtshilfe: Die Entbindung soll möglichst unbeeinflußt von künstlichen pharmakologischen oder technischen Eingriffen ablaufen (selbst wenn dies teilweise auf Kosten der Sicherheit für Mutter und Kind geht). Fast scheint es so, als ginge es hier um eine der letzten, aber auch wichtigsten Stellungen, die der Mensch gegen eine künstliche Überfremdung zu verteidigen hat.

Bei der hohen Bedeutung der Geburt für die natürlich-biologische Körperlichkeit von Mutter und Kind ist es etwas verwunderlich, daß sie unter evolutionsbiologischen Gesichtspunkten bisher eigentlich recht wenig Beachtung gefunden hat. Zwar wird die Bedeutung der aufrechten Haltung des Menschen für den Ablauf der Geburt betont. Portmann (1956) hat auf die Funktion des Geburtszeitpunkts im Ablauf der Entwicklung für die Sonderstellung des Menschen im Tierreich hingewiesen und daraus interessante anthropologische Schlüsse gezogen. De Snoo sah in der im Vergleich zu Tieren anatomisch kräftigen Ausprägung der Zervix eine Folge der aufrechten Haltung des Menschen, welche einen Schutz gegen eine vorzeitige Muttermundseröffnung notwendig macht. In der Größe des kindlichen Kopfes erkannte er einen begünstigenden Faktor für die geburtsphysiologisch notwendige Einstellung in Schädellage. Diese habe ihrerseits den Erwerb der aufrechten Haltung des Menschen gefördert, weil sie durch die Wirkung der Schwerkraft die Einstellung in Schädellage bedingt. Dennoch bleiben viele Fragen offen.

In den Überlegungen zu der Bedeutung der Geburt für das menschliche Wesen steht besonders ihre *Schmerzhaftigkeit* im Mittelpunkt. Der Mensch empfindet es als ein besonderes Merkmal seiner Existenz, daß unter Schmerzen geboren wird, daß „Wehen" und Mühen (im Englischen: labour = Wehe, Mühe, Arbeit, vom Lateinischen „labor" abgeleitet) seinen Lebensweg von Anfang an kennzeichnen. Theologisch wird der Geburtsschmerz als eine Folge der Vertreibung aus dem Paradies gesehen: Nach dem Sündenfall wird die Frau verurteilt: „Viele Mühsal bereite ich dir, sooft du schwanger wirst. Unter Schmerzen gebierst du Kinder" (Genesis 3, 16, nach der Einheitsübersetzung).

Im Gegensatz zu den Schmerzen wird die *Gefährlichkeit der menschlichen Geburt* kaum als Problem gesehen. Sie wird scheinbar schicksalhaft hingenommen. Von biologischer Seite hat man sich wenig Gedanken gemacht, warum die menschliche Geburt natürlicherweise nicht risikoärmer sein kann. Doch drängen sich hier fundamentale Fragen auf: Worin liegen letztlich die Ursachen der geburtshilflichen

Gefahren? Welche Rückwirkungen hat die Risikoträchtigkeit der Geburt auf die biologische Konstitution der Frau? Wie wirken sich die zunehmenden Möglichkeiten künstlicher Eingriffe in den Geburtsablauf auf die weitere Entwicklung des Menschen aus? Welche Bedeutung hat die geistige Entwicklung des Menschen für die Geburt überhaupt?

Die Geburt ist ein integraler Bestandteil der biologischen Entwicklung des Menschen, gibt es doch – bisher noch weitgehend ungeklärte – Wechselwirkungen zwischen der Geburt und dem Wesen des Menschen überhaupt. Weiterführende Überlegungen sind in 2 Richtungen anzustellen:

1. Inwieweit beeinflußt die Intelligenz des Menschen die Besonderheiten seiner Geburt?
2. Inwieweit haben die biologischen Abläufe der Geburt Rückwirkungen auf das Wesen des Menschen?

Es ist nicht auszuschließen, daß unsere folgenden Überlegungen zu diesen Fragen den Vorwurf eines einseitigen „Biologismus" hervorrufen. Die vorgelegten Analysen basieren auf jahrzehntelanger eigener aktiver Geburtshilfe und Auseinandersetzung mit deren biologischen und psychischen Grundbedingungen. Die Gedankengänge sind nur als ein Mosaikstein in dem großen und facettenreichen Gesamtbild des Menschen zu verstehen und sollen Anregung zur Nachdenklichkeit und weiteren Diskussion zum Verständnis des Wesens „Mensch" sein.

2 Die Gefährlichkeit der natürlichen Geburt

Nicht nur unbefangene Naturbeobachter, sondern auch in der Biologie Bewanderte sind erstaunt über die *Zweckmäßigkeit der Produkte der Evolution* in der Pflanzen- und Tierwelt. Die Biologie konnte so bei der Entwicklung mancher technischer Produkte hilfreiche Beispiele geben. Erinnert sei hier nur an den Aufbau eines Photoapparates ähnlich dem menschlichen Auge. Perfektion des Organismus und der Funktionsabläufe scheint notwendig zu sein gegenüber Feinden und Artgenossen im Kampf ums Dasein, vor allem auch in der Konkurrenz um die besseren Vermehrungschancen.

Unter dem Gesichtspunkt dieser biologischen Zweckmäßigkeit erstaunt die Gefährlichkeit der menschlichen Geburt. Ohne die Hilfe einer Hebamme oder eines Arztes verläuft die Geburt für die Mutter, für das Kind oder für beide häufig tödlich. Der Entwicklungsstand der modernen Geburtsmedizin verdeckt heute im allgemeinen Bewußtsein das hohe Risiko der menschlichen Geburt. So stellt sich die Frage, worin der Grund für diese hohe Gefährlichkeit liegt. Warum konnte im Laufe der Evolution die Geburt für Mutter und Kind nicht problemloser werden? Hat die Evolution bzw. die Natur hier versagt oder konnte die menschliche Geburt aus anderen – biologisch einsichtigen – Gründen nicht gefahrloser werden?

Zur Klärung dieses Problems ist eine Analyse der Geburtsgefahren notwendig.

2.1 Mütterliche Sterblichkeit

2.1.1 Geburtsmechanische Komplikationen

Das Größenmißverhältnis zwischen kindlichem Kopf und mütterlichem Becken: Der kindliche Kopf kann für die notwendige Passage durch das mütterliche Becken zu groß gewachsen sein. Eine Geburt auf normalem Wege durch die Scheide wird unmöglich, weil sich der kindliche Kopf nur in engen Grenzen verformen läßt und das knöcherne Becken keine Erweiterung des Geburtskanals erlaubt. Die Geburtswehentätigkeit geht weiter, wenn auch mit Phasen der Ruhe oder Wehenschwäche. Dadurch wird das sog. untere Uterinsegment (der überwiegend bindegewebige Abschnitt der Gebärmutter) immer mehr in die Länge gezogen, bis die Dehnbarkeit erschöpft ist und es schließlich einreißt. Dies führt zu starken Blutungen, die den Tod der Mutter zur Folge haben. Nach der Perinatalerhebung in Baden-Württemberg 1987 (in der 84 904 Geburten statistisch ausgewertet wurden) fand sich ein solches Mißverhältnis in 3,0% der Geburten. In 94,1% dieser Fälle wurde eine operative Geburtsbeendigung durch Kaiserschnitt notwendig.

Haltungs- und Einstellungsanomalien des Kindes: Die Form des kindlichen Kopfes und des mütterlichen Beckens sind genau aufeinander abgestimmt. Nur durch einen komplizierten Vorgang der Progression, der zunächst mit einer Beugung, dann mit einer Rotation und Streckung des kindlichen Kopfes einhergeht, gelingt der Durchtritt von Kopf und Körper durch den knöchernen Geburtskanal (Sellheim 1907). Häufig findet das Kind unter der Geburt den optimalen Weg durch das Becken nicht, weil sich der Kopf gegenüber dem Körper aus seiner zunächst indifferenten Einstellung nicht beugt, sondern – infolge mechanischer Zwänge – streckt. Je nach dem Grad der Streckhaltung kompliziert sich die Passage durch die mütterlichen Geburtswege oder wird unmöglich. Die Folge ist eine tödliche Uterusruptur. Sie kann auch eintreten, wenn es nicht zur Formübereinstimmung des (längs-)ovalen Kopfes mit der (quer-)ovalen mütterlichen Beckenöffnung kommt, beim sog. hohen Gradstand. Solche Einstellungs- und Haltungsanomalien fanden sich nach der Perinatalerhebung in Baden-Württemberg 1987 in 4,8% der Geburten.

Querlagen und Schräglagen: Wenn bei Schlaffheit der mütterlichen Bauchdecken und der Gebärmutterwandung oder bei reichlicher Bildung von Fruchtwasser der Zwang zu einer Längslage (Übereinstimmung der mütterlichen und kindlichen Längsachsen) entfällt, kommt es zu Quer- oder Schräglagen. Da das Kind nicht quer durch den Geburtskanal treten kann und nach Weheneintritt eine spontane Lagekorrektur nicht mehr möglich ist, kann das Kind auf normalem Weg nicht geboren werden, auch hier ist die tödliche Uterusruptur die Folge.

Während Querlagen bei Erstgebärenden noch die große Ausnahme sind, nimmt ihre Häufigkeit mit der Zahl der Schwangerschaften einer Frau zu. Die Ursache hierfür liegt in der Abnahme der Spannung der Bauchdecken, die mit jeder Schwangerschaft erneut gedehnt werden.

Die Häufigkeit der Querlagengeburten wird von Hußlein u. Seidl (1980) mit 0,5–1,5% angegeben. Nach der Perinatalerhebung in Baden-Württemberg 1987 fanden sich Schräg- bzw. Querlagen in 0,5% der Geburten.

Die Häufigkeit der Uterusrupturen hängt ganz von dem Standard der Geburtshilfe ab. Bei unzureichender medizinischer Versorgung hat Rendle-Short (1960) in Uganda in den Jahren 1952–1958 bei 15 908 Entbindungen 171 Uterusrupturen beobachtet, was 1,1% entspricht. Bach gibt dagegen in einer Zusammenfassung mehrerer Statistiken aus Kollektiven mit sehr unterschiedlichem geburtshilflichen Standard eine Häufigkeit von 1:1209, d.h. 0,08% an.

Auch die Angaben über die Häufigkeit der Ursachen für die Uterusruptur weichen weit voneinander ab. Während Bandl 1875 noch in 52% der Fälle ein enges Becken als Ursache einer Uterusruptur fand, wird der Anteil des engen Beckens 1953 von Antoine (1953) nur mit 15% angegeben, vor allem weil 1953 – im Gegensatz zu 1875 – Uterusrupturen durch einen rechtzeitigen Kaiserschnitt verhindert werden konnten. Unter den Bedingungen der modernen Geburtsmedizin sind Uterusrupturen so selten geworden, daß sie in geburtshilflichen Statistiken vielfach nicht mehr gesondert aufgeführt werden.

2.1.2 Blutungen unter der Geburt

Vorzeitige Ablösung des Mutterkuchens: Die für die Geburt des Mutterkuchens notwendige präformierte Lösungsschicht bringt die Gefahr mit sich, daß sich der Mutterkuchen von der Gebärmutterwandung bereits vor der Geburt ablöst. Die Ursache kann in einer Zerreißung von Blutgefäßen durch Druck bei einem Stoß von außen oder bei Zug an der Nabelschnur durch das Kind, vor allem aber in einem erhöhten Blutdruck der Mutter liegen. In Abhängigkeit vom Schweregrad der Plazentalösung ist diese für den Feten tödlich, weil er von seiner Versorgung abgeschnitten ist. Aber auch für die Mutter ist dieses Ereignis lebensgefährlich: Durch Einschwemmung gerinnungsaktiver Substanzen in den mütterlichen Kreislauf kommt es zu einer Gerinnungsstörung des mütterlichen Bluts, die Blutung in den Raum zwischen Gebärmutter und Mutterkuchen kommt nicht zum Stillstand, sondern führt – sich selbst verstärkend – schließlich zum Tod der Mutter.

Die Häufigkeit der vorzeitigen Plazentalösung wird von Niesert (1965) auf 0,4–0,6% aller Schwangerschaften beziffert. In der Perinatalerhebung Baden-Württembergs findet sie sich in 0,6% der Geburten, wobei in 71,7% der Fälle eine operative Geburtsbeendigung notwendig wurde.

Lösungsstörungen des Mutterkuchens: Meist infolge einer zu tiefen Verankerung des Mutterkuchens kommt es zu Schwierigkeiten der Ablösung. Der in der Gebärmutter verbleibende Mutterkuchen oder Reste davon verhindern dann die kräftige Kontraktion der Gebärmutter, die notwendig ist, um die großen Blutgefäße, welche zuvor den Mutterkuchen versorgten, zu verschließen. Auch dies kann zum Verblutungstod der Mutter führen. Ursachen für solche Lösungsstörungen sind Myome (gutartige Geschwülste der Gebärmuttermuskulatur), vorangegangene Entzündungen und in der heutigen Zeit Kaiserschnitte, Gebärmutterausschabungen bei Fehlgeburt oder Schwangerschaftsabbruch. Bei Vielgebärenden kommt es gehäuft zu diesen Lösungsstörungen.

Atonische Nachblutungen: Als Folge des innigen Kontakts zwischen mütterlichem und kindlichem Kreislauf („hämochoriale Plazenta") kommt es bei der Ablösung des Mutterkuchens zur Eröffnung großer mütterlicher Blutgefäße an der Haftstelle des Mutterkuchens. Durch kräftige wehenartige Kontraktionen der Gebärmuttermuskulatur zieht sich die Gebärmutter so stark zusammen, daß diese Blutgefäße völlig komprimiert werden und nicht bluten können. Insbesondere bei Erschöpfung der Gebärmuttermuskulatur nach langer Wehentätigkeit kann eine ausreichende Kontraktion ausbleiben, so daß es aus den großen Gefäßen unaufhaltsam weiterblutet, bis schließlich der Tod der Mutter eintritt. Auch heute bereitet es häufig Schwierigkeiten, eine solche Blutung mit Medikamenten zum Stillstand zu bringen, so daß als letzte Rettung für die Mutter eine operative Entfernung der Gebärmutter notwendig wird.

Nach Schwenzer (1965) kommt es in 10% der Entbindungen nach der Geburt zu einem Blutverlust über 500 ml (nach der Perinatalerhebung Baden-Württembergs 1987 in 7,2%).

Davon sind 90% durch die beschriebene Atonie bedingt, weitere 5–6% sind auf eine Rißblutung und 3–4% auf eine Retention von Plazentateilen zurückzuführen.

Vorliegen des Mutterkuchens (Placenta praevia): Bei der Einnistung des befruchteten Eies in die Gebärmutterschleimhaut kann dieses seinen endgültigen Sitz zu tief in der Gebärmutterhöhle finden, so daß der sich ausbildende Mutterkuchen den Muttermund teilweise oder vollkommen überdeckt. Bei der Eröffnung des Muttermundes löst sich der Mutterkuchen von der Gebärmutterwandung ab, und es kommt zu schweren Blutungen aus eröffneten Gefäßen, die für die Mutter tödlich sind.

Die Häufigkeit des vorliegenden Mutterkuchens wird von Niesert (1965) insgesamt mit 1:100 bis 1:200 angegeben. Bei Erstgebärenden findet er sich seltener (etwa 1,19%), bei Zweit- bis Viertgebärenden zwischen 2 und 3% und bei Vielgebärenden in über 5% (Teräsvuori u. Apajalaht 1958, Martius 1962, Schroeder 1958).

2.1.3 Infektionen

Die lange Geburtsdauer beim Menschen führt zu einer Anfälligkeit für Infektionen, die sich klinisch durch Fieber unter der Geburt und im Wochenbett bemerkbar machen. Ihre Häufigkeit wird mit 1,13–4,14% der Geburten angegeben (Rummel). Fieber tritt um so eher auf, je protrahierter die Geburt verläuft (Zangemeister 1911; Rummel 1963; Petersen 1988). In älteren Statistiken wird die durchschnittliche Mortalität bei Fieber unter der Geburt mit etwa 5% angegeben (Rummel 1963). Gerade in Entwicklungsländern haben Infektionen als Ursache für die mütterliche Mortalität eine hohe Bedeutung (Steiner u. Hillemanns 1988). Nach den grundlegenden Arbeiten von Semmelweiß über die Ursachen des Kindbettfiebers und mit den neueren Möglichkeiten, Infektionen mit Antibiotika zu bekämpfen, kommt es aus diesem Grund nur noch selten zum Tod der Mutter.

2.1.4 Spätgestosen (EPH-Gestose, Schwangerschaftstoxikose, Schwangerschaftsnephropathie, schwangerschaftsinduzierter Hochdruck)

Besonders im letzten Drittel der Schwangerschaft kann es zu einer Erkrankung kommen, die durch Wassersucht, Eiweißverlust über die Niere und Bluthochdruck gekennzeichnet ist. Die Ursachen dieser Erkrankung liegen noch weitgehend im Dunkeln. Der gebräuchlichste Name „EPH-Gestose" richtet sich nach der Symptomatik (E = Edema, d.h. Wassersucht, P = Proteinurie, H = Hypertonie). Der mütterlichen Nierenfunktion kommt bei dem Krankheitsgeschehen eine wesentliche Rolle zu. Für die Mutter wird diese Krankheit besonders gefährlich, weil sie zu einer Eklampsie, d.h. zu Krampfanfällen mit Bewußtseinsverlust, führen kann, die in einer Vielzahl der Fälle tödlich verläuft („Schwangerschaftsvergiftung"). Diese eklamptischen Anfälle treten mit fortschreitender Schwangerschaft gehäuft und dann besonders unter dem Streß der Geburt auf.

Nach Gille (1986) liegt die Häufigkeit der Spätgestose bei 6,1 bis 9,4% aller Entbindungen. Gestosen treten besonders bei Erstgebärenden auf, danach gehäuft bei Erst- und Mehrgebärenden im Alter über 35 Jahren. Die Häufigkeit der Eklampsien wird von Friedberg (1965) auf 0,1–0,8% aller Schwangerschaften beziffert. Noch nach 1938, als es bereits Möglichkeiten der Gestose- und Eklampsiebehandlung gab, lag die mütterliche Sterblichkeit der Eklampsie bei 30%.

Wie hoch die mütterliche Sterblichkeit insgesamt bei fehlender medizinischer Versorgung wäre, ist aus folgenden Zahlen zu ersehen: Für ländliche Gebiete eines westafrikanischen Landes mit minimaler medizinischer Versorgung wird beispielsweise die Zahl von 24 schwangerschaftsbezogenen Todesfällen pro 1000 Frauen im geschlechtsreifen Alter angegeben (Lamb et al. 1984). Dies entspricht der Gefährdung im ländlichen England zwischen dem 16. und 18. Jahrhundert (Dobbie 1982). Von Steiner u. Hillemanns (1988) wird die mütterliche Sterblichkeit in unterentwickelten Ländern heute auf 200–800 Fälle pro 100000 Lebendgeborene angegeben, von Westin (1989) werden 400–800 Fälle angegeben. Nach einem zeitgenössischen Bericht von Süßmilch (1765, zit. nach Hakemeyer u. Keding 1986) verlor 1757 unter 98 Gebärenden und Wöchnerinnen eine das Leben. 1740 war es in Leipzig sogar eine von 61 gewesen, in Gotha eine von 68 Frauen. Da die Frauen früher sehr viel mehr Kinder bekamen als heute, konnte dies bedeuten, daß etwa jede 10. Frau im Zusammenhang mit einer Geburt verstarb. Shorter (1984), der in Zusammenfassung mehrerer Mortalitätsstatistiken eine durchschnittliche mütterliche Sterblichkeit von 1,3% für eine Geburt angibt, errechnete für Frauen vor dem 19. Jahrhundert eine Gesamtsterblichkeit bei der Geburt von 8%. Nach Westin (1989) betrug um 1750 der Anteil der mütterlichen Mortalität an der Gesamtmortalität 13%, von 100 15jährigen Frauen hatten nur 70 die Aussicht, das 50. Lebensjahr zu erreichen.

2.2 Kindliche Sterblichkeit

Ohne künstliche Hilfe bedeutet der Tod der Mutter immer auch den Tod für das noch ungeborene Kind. Dessen Leben ist darüber hinaus durch eine Reihe von weiteren Faktoren bedroht:

2.2.1 Funktionseinschränkung des Mutterkuchens (Plazentainsuffizienz)

Häufig ohne erkennbare Ursache, besonders aber bei der Spätgestose kommt es infolge einer verminderten Durchblutung des Mutterkuchens und als Folge des Eiweißverlustes durch die Nieren zu einer verschlechterten Versorgung des Kindes mit Nährstoffen. Das Kind bleibt zunächst im Wachstum zurück und stellt dieses schließlich ganz ein, bevor es am Mangel an Aufbaustoffen stirbt. Unter der Geburt macht sich die Funktionsschwäche des Mutterkuchens besonders in einem häufig tödlichen Sauerstoffmangel bemerkbar. Da auf der Höhe der Wehe durch die Kontraktion der Gebärmuttermuskulatur der Innendruck der Gebärmutter mit etwa 200 mmHg (Schatz 1872) den Blutdruck mit (systolisch) 120 mmHg bei weitem übersteigt, wird der Mutterkuchen nicht durchblutet (das Blut fließt nicht entgegen einem Druckgefälle). Bei der reduzierten funktionellen Kapazität des Mutterkuchens kann diese Einschränkung der Sauerstoffzufuhr zur tödlichen Gefahr werden.

Die kindliche Mortalität bei schwerer Spätgestose liegt nach Friedberg (1965) bei 10–30%, bei Eklampsie sogar bei 30–50%.

2.2.2 Nabelschnurkomplikationen

Der harte kindliche Kopf begünstigt die Entstehung von Kompressionen der Nabelschnur durch mechanischen Druck zwischen Kopf und mütterlichen Geburtswegen, aber auch durch eine Umschlingung um Hals oder Körper. Schon bei geringer Kompression der Nabelschnurgefäße kommt es zum Verschluß der Vene, durch welche das Kind mit lebensnotwendigem Sauerstoff aus dem Mutterkuchen versorgt wird. Längere Einschränkungen oder kurzfristige totale Drosselung der Sauerstoffzufuhr können für das Kind tödlich sein. Die Häufigkeit der Nabelschnurumschlingungen wird nach der Literatur mit 17–34% angegeben (Klosa et al. 1988), wobei diese in 3% aller Fälle für das Kind lebensbedrohlich werden. Trotz aller Fortschritte der Kardiotokographie (kontinuierliche Registrierung der Wehen und kindlichen Herztöne, Hammacher et al. 1968) ist auch heute die Nabelschnurkomplikation schwer erkennbar und immer noch ein hohes kindliches Risiko (selbst bei gezielter Sonographie gelingt es nicht, das wirkliche Risiko frühzeitig zu erkennen und zu eliminieren).

Besonders groß ist die Gefahr bei der Steißlagengeburt. Nach der Geburt des kindlichen Körpers ist der Kopf zunächst noch im Beckeneingang. Die Nabelschnur führt vom Nabel am kindlichen Kopf vorbei durch die hart umschnürenden Geburtswege hoch in die Gebärmutter. In dieser Phase kommt es zu einer äußerst kritischen Situation. Die gedrosselte Blutversorgung führt beim Kind zum Sauerstoffmangel. Atmen kann das Kind in dieser Phase der Geburt noch nicht. Der Kopf muß in 4 Minuten geboren sein, weil sonst eine Gehirnschädigung oder der Tod des Kindes eintritt. Das ist eine kurze Zeit für die Austreibung des Kindes im Vergleich zu den etwa durchschnittlich 30 Minuten, die der Kopf bei der normalen Geburt aus Schädellage für diesen Weg benötigt. Die Häufigkeit der Steißlagen beträgt etwa 4% aller Geburten.

2.2.3 Vorzeitige Ablösung des Mutterkuchens

Wenn sich der Mutterkuchen vor der Geburt des Kindes von der Gebärmutterwandung teilweise oder völlig ablöst, bedeutet dies eine hohe Gefährdung oder den Tod für das Kind, weil es von seiner lebenswichtigen Sauerstoffversorgung abgeschnitten ist. Die Häufigkeit der vorzeitigen Lösung wird derzeit mit 0,2–0,5% bei einem kindlichen

Mortalitätsrisiko von 3,3–5,2% aller Geburten angegeben (Roemer 1986).

2.2.4 Verzögerter Geburtsverlauf

Die Ursachen für eine verlängerte Eröffnungsperiode liegen in einer Wehenschwäche oder einem rigiden Muttermund. Für das Kind bedeutet dies eine erhöhte Geburtsbelastung, da unter der Wehe die Sauerstoffversorgung des Kindes eingeschränkt ist. Dauert die Geburt zu lange, ist dies für das Kind tödlich. Nach der Perinatalerhebung in Baden-Württemberg mußte 1987 wegen eines protrahierten Geburtsverlaufs in der Eröffnungsperiode in 2,7% der Geburten ein Kaiserschnitt durchgeführt werden.

Auch in der Austreibungsperiode kann wegen eines großen kindlichen Kopfes oder eines erhöhten Widerstands der äußeren Geburtswege (Beckenboden, Scheideneingang) die Geburt verzögert verlaufen. Weil in der Austreibungsperiode zu dem Druck der Wehe auch noch der Druck der Bauchpresse hinzukommt, ist diese Phase der Geburt für das Kind besonders belastend. Nach der Perinatalerhebung Baden-Württembergs 1987 wurde wegen einer verzögerten Austreibungsperiode bzw. wegen eines Geburtsstillstands in 5,1% die Geburt operativ (Kaiserschnitt, Saugglocke oder Geburtszange) beendet.

Ohne die effektive moderne Geburtshilfe war die kindliche perinatale Mortalität naturgemäß extrem hoch und betraf nach Hillemanns u. Steiner (1989b) nahezu jedes 2. bis 3. Kind. Um 1870 lag sie in Europa noch bei 20%.

Bei der Komplikationsträchtigkeit der Geburt darf nicht unerwähnt bleiben, daß ohne effektive Geburtshilfe viele Kinder nur mit bleibenden Schäden überleben. Dadurch werden nicht nur die Möglichkeiten der Lebensbewältigung beeinträchtigt, in der Regel sind diese Kranken auch von einer weiteren Fortpflanzung ausgeschlossen.

Der Übergang vom intrauterinen zum extrauterinen Leben ist die gefährlichste Phase in der menschlichen Entwicklung. Mutter und Kind werden unter natürlichen Umständen, d.h. ohne medizinische Hilfe, ein häufiges Opfer der Geburtsrisiken. Es ergibt sich das Problem, wie der Widerspruch zwischen der Zweckmäßigkeit, mit der die biologischen Prozesse zumeist geregelt sind, und der hohen Gefährdung der menschlichen Existenz durch den natürlichen Geburtsvorgang zu deuten ist. Hat hier das Evolutionsprinzip versagt, und das ausgerechnet bei dem biologisch am höchsten entwickelten Wesen, dem Menschen?

Die Gefährdung von Mutter und Kind läßt sich im wesentlichen auf *4 Ursachen* zurückführen:

1. die Besonderheiten der menschlichen Plazentation,
2. Anpassungsschwierigkeiten des mütterlichen Organismus an die Schwangerschaft,
3. Passageschwierigkeiten durch die Geburtswege,
4. für das Kind gefährliche Sauerstoffmangelzustände.

Bei der Evolution des Menschen kommt allen diesen Punkten eine Bedeutung mit jeweils eigener Problematik zu. Die weiteren Überlegungen richten sich daher im wesentlichen nach diesen Punkten.

3 Die Bedeutung des Mutterkuchens für die Entwicklung des Menschen

3.1 Die Notwendigkeit einer optimalen Sauerstoffversorgung des Gehirns

Das *Gehirn* verhilft dem Menschen zu seiner *herausragenden biologischen Stellung*. Es ist aber das Organ, das am *empfindlichsten auf einen Sauerstoffmangel* reagiert, und zwar mit schwerwiegenden irreversiblen Schädigungen, die bis zum Tod des Individuums führen können.

Es ist anzunehmen, daß die Entwicklung eines Gehirns mit höherer Resistenz gegen Sauerstoffmangelzustände ohne wesentliche Funktionseinbußen nicht möglich war. Ein Sauerstoffträger (wie er etwa in der Muskulatur als Myoglobin zu finden ist) oder eine verbesserte Versorgung mit Blutgefäßen führen zu einer Vergrößerung des Gesamtorgans. Dadurch würden jedoch die Leitstrecken (Neuriten und Dendriten) der Nervenzellen verlängert mit der Folge verzögerter Funktionsabläufe, somit einem Verlust an Effektivität. (In diesem Punkt ist das Gehirn mit Mikrochips, den elektronischen Bausteinen der Computer, zu vergleichen, die um so effektiver sind, auf je kleinerem Raum die Schaltungen untergebracht werden können.) Der hohen Empfindlichkeit der Gehirnzellen entspricht die Autonomie des zerebralen Gefäßsystems, das nicht zur Kreislaufregulation herangezogen wird. Dadurch ist es vor einer kritischen Minderdurchblutung weitgehend geschützt.

Die Anfälligkeit des Gehirns gegen Sauerstoffmangelzustände konnte in Kauf genommen werden, weil diese extrauterin, d.h. im Leben nach der Geburt kein Risiko bedeutet.

Im Gegensatz dazu ist die Gefahr intrauteriner Sauerstoffmangelzustände sehr viel größer. Von der äußeren Atmosphäre bis zu den kindlichen Organen hat der Sauerstoff einen weiten Weg zurückzulegen (Einatmen der Luft – Diffusion durch die Membranen der Lungenalveolen – Bindung an das mütterliche Hämoglobin der roten Blutzellen – Passage durch den mütterlichen Kreislauf – Lösung vom mütterlichen Hämoglobin im Blutsee des intervillösen Raumes – Diffusion durch die Wandung der Plazentazotten – Bindung an das fetale Hämoglobin – Passage durch den kindlichen Kreislauf, insbesondere zunächst durch die lange Nabelschnur – Lösung vom fetalen Hämoglobin – Diffusion durch die Kapillarwandung an den Ort des Verbrauchs). Dieser Weg birgt die angeführten zahlreichen Gefahren in sich. Besondere Engpässe sind, wie im vorangegangenen Kapitel deutlich wurde, der Mutterkuchen in seiner Verankerung und funktionellen Struktur sowie die Nabelschnur.

Die besondere Empfindlichkeit des Gehirns gegen Sauerstoffmangelzustände führt zu der Notwendigkeit, die *Sauerstoffversorgung* insgesamt *so optimal wie möglich* zu gestalten. Ein Produkt der Prozesse, die diesem Ziel dienen, ist die Entwicklung der „hämochorialen" Plazenta (die der Mensch mit den Primaten gemeinsam hat). Sie ist die effektivste Differenzierungsform der Plazenta, eine weitere Entwicklung mit einer nochmaligen Steigerung ihrer Kapazität ist nicht denkbar (Grosser 1944). Hier schwimmen die feinsten Verästelungen des Mutterkuchens, welche die kindlichen Kapillaren enthalten, unmittelbar im mütterlichen Blutsee, der aus großen Blutgefäßen der Gebärmutter gespeist wird. Im Gegensatz zu den weit weniger differenzierten Plazenten im übrigen Tierreich ist die Diffusionsstrecke für Sauerstoff, Nährstoffe und Schlackenprodukte auf ein Minimum reduziert, was die besondere Effektivität der Primatenplazenta auszeichnet.

Wie Goerttler (1950) zeigt, bedeutet diese Form der Plazentation die besonders hohe Gefährdung der Mutter, d. h. diese Effektivität geht ganz auf ihre Kosten (so daß er sogar der Meinung ist, daß die menschliche Plazentation „hart an der Grenze des Pathologischen" steht). Die Folgen liegen in der Gefährlichkeit der verschiedenen Plazentalösungsstörungen. Wenn der Mutterkuchen nach der Geburt des Kindes durch die ersten Nachwehen von der Gebärmutterwandung abgeschert wird, werden die großen Blutgefäße des Uterus eröffnet, die zuvor den Mutterkuchen versorgten. Sie werden jedoch durch eine kräftige Kontraktion der Gebärmutter so stark komprimiert, daß sich die Blutung in Grenzen hält. Wenn dieser Lösungsmechanismus nicht richtig oder nicht zur rechten Zeit funktioniert, kann ein größerer Blutverlust für die Mutter zur tödlichen Gefahr werden (z. B. vorzeitige Plazentalösung, vorliegender Mutterkuchen, Plazentaretention, atonische Nachblutung).

So ist die Notwendigkeit einer optimalen Sauerstoffversorgung des Feten in Anbetracht seines empfindlichen Gehirns die Ursache, die zur Entwicklung der zwar höchst effektiven, gleichzeitig aber *für die Mutter gefährlichen* hämochorialen Plazenta geführt hat (wobei eine weitere Entwicklung zu risikoreich wäre und – wie Grosser annimmt – das Ende der Menschheit bedeuten könnte). Hier zeigt sich – zunächst noch etwas unscharf – ein Evolutionsprinzip bei der Entwicklung des Menschen: Zwischen der geistigen Entwicklung des Menschen und der Gefährlichkeit der Geburt besteht ein enger (kausaler) Zusammenhang.

Die Sicherung einer ausreichenden Versorgung des Feten insbesondere mit Sauerstoff, wird weiter deutlich in der Pathophysiologie der Spätgestose, die im nächsten Abschnitt dargelegt wird.

3.2 Spätgestose und Plazentainsuffizienz

Die Häufigkeit der Spätgestose legt die Erwägung nahe, daß es sich bei ihr nicht nur um eine gefährliche Schwangerschaftserkrankung, sondern möglicherweise auch um eine biologisch sinnvolle Reaktionsweise zur Abwehr einer möglichen Schädigung handelt. In der Schwangerschaft kommt es zur Interaktion zwischen Mutter und Kind. Für den mütterlichen Organismus ist der Krankheitswert der Spätgestose offensichtlich. Daß die Spätgestose jedoch für die Entwicklung der fetoplazentaren Einheit ein u. U. lebenserhaltender Modus der Kreislaufregulation sein kann, zeigen die folgenden Überlegungen.

Der fetoplazentare Kreislauf besteht aus 2 Abschnitten, die sich vor allem auch durch die Nervenversorgung unterscheiden: Der Körperkreislauf und der Plazentakreislauf, der sich gewissermaßen zu jenem im Nebenschluß befin-

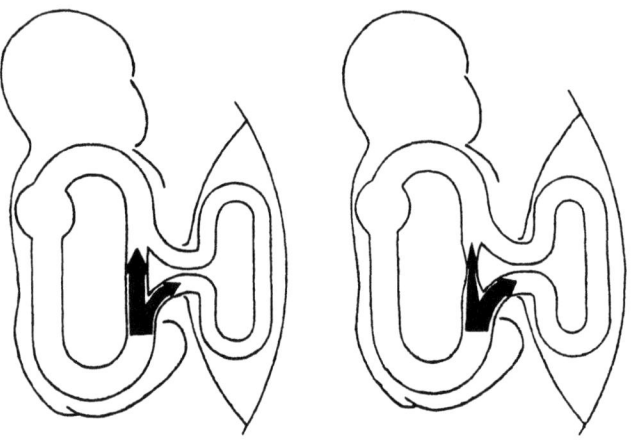

Abb. 1. Da die plazentaren Blutgefäße nicht nervös versorgt sind, wird eine Verbesserung der Plazentadurchblutung nur durch eine Erhöhung des peripheren Widerstandes im fetalen Kreislauf *(rechts)* erreicht. Vom strömenden Blut *(schwarzer Pfeil)* fließt dann mehr durch den Plazentakreislauf

det. 54% des fetalen Blutflusses gehen durch den Plazentakreislauf (Huch 1988). Während im Feten selbst die Gefäße mit Nerven versorgt werden, sind die Nabelschnur- und Plazentagefäße frei von Nerven (Hörmann u. Lemtis 1965). Für die fetale Kreislaufregulation ist dies von entscheidender Bedeutung. Die Durchströmung des plazentaren Kreislaufs kann nicht über Änderungen des peripheren Widerstands, sondern nur über Blutdruckänderungen insgesamt gesteuert werden. Wenn die Notwendigkeit einer verbesserten Plazentadurchblutung besteht, muß der allgemeine Blutdruck erhöht werden. Dies ist nur über eine Erhöhung des peripheren Widerstandes im nervenversorgten fetalen Anteil des Kreislaufs möglich, wodurch es gleichzeitig zu einer Umverteilung der zirkulierenden Blutmenge kommt (Abb. 1). Entsprechend dem vergleichsweise niedrigeren Widerstand im Plazentakreislauf fließt mehr Blut in diesen ab.

Gerade bei der Spätgestose ist die Verbesserung der Plazentadurchblutung von entscheidender Bedeutung für die weitere Entwicklung bzw. u. U. für das Überleben des Feten. Für diesen ist die Plazenta das lebenswichtigste Organ, dessen optimale Blutversorgung unter allen Umständen gewährleistet sein muß. Bei der Gefahr einer Insuffizienz ist es sinnvoll, wenn es vermehrt durchblutet wird, wenn auch auf Kosten anderer Organe. Dieser Regulationsmechanismus tritt bei der Spätgestose in Kraft. Eine vasoaktive Substanz (über deren Existenz noch nichts Endgültiges bekannt ist) wirkt sowohl auf den mütterlichen als auch auf den fetalen Kreislauf. Bei der Mutter kommt es zu einem Krankheitsbild, das mit der Eklampsie gefährliche Züge annehmen kann. Beim Feten hilft die Umstellung des Kreislaufs, obwohl sie mit einer vermehrten Belastung des Herzens einhergeht, die Folgen einer Plazentainsuffizienz zu begrenzen. Dabei kann es je nach dem Schweregrad der Plazentainsuffizienz zwar zu einer Entwicklungsverzögerung bzw. Mangelentwicklung des Feten kommen, aufgrund der Kreislaufreaktion ist der Fortbestand der fetoplazentaren Einheit zunächst jedoch noch gewährleistet. Erst wenn dieser Kompensationsmechanismus nicht mehr ausreicht, kommt es zum intrauterinen Fruchttod.

Als Beleg für diese Gedankengänge seien die klinischen Fälle genannt, bei denen es überdurchschnittlich häufig zu einer Gestosesymptomatik kommt:

– Das gehäufte Auftreten der Gestose bei Erstgebärenden läßt sich durch eine „uteroplazentare Insuffizienz" erklären: Die Gefäßversorgung der Gebärmutter kann hier der raschen Entwicklung der Schwangerschaft nicht folgen und wird schließlich den Anforderungen des Feten nicht mehr gerecht. Bei nachfolgenden Schwangerschaften ist das Gefäßnetz bereits besser angepaßt.
– Bei höherem Alter der Mutter ist die Anpassungsfähigkeit der Gefäße ebenfalls begrenzt.
– Bei einer Einschränkung der mütterlichen Nierenfunktion muß ein gewisser Rückstau der Schlackenstoffe im Feten über die Plazenta ausgeglichen werden.
– Beim Ausfall von Plazentagewebe durch Infarkte ist eine Kompensation durch eine verstärkte Durchblutung des verbliebenen noch intakten Plazentaanteils notwendig.
– Bei Mehrlingen sind die Anforderungen an das Gefäßsystem der Gebärmutter entsprechend erhöht.

Einige klinische bzw. wissenschaftliche Beobachtungen seien als Stütze für die Hypothese genannt:

– In einer eigenen Untersuchung (Warkentin 1990, Anhang 1) konnte gezeigt werden, daß sich bei schwerer Gestose nach Beginn einer Therapie bei fetaler Mangelentwicklung das fetale Befinden verschlechtert und damit häufig Schwangerschaftsbeendigung erzwingt, während ohne fetale Mangelentwicklung eher die mütterliche Gefährdung zur vorzeitigen Entbindung führt, wenn nicht der spontane Geburtsbeginn abgewartet werden kann. Daraus ist zu schließen, daß durch eine antihypertensive

Therapie insbesondere bei Mangelentwicklung der Kompensationsmechanismus der Gestose beim Feten gestört wird.
- Die Gabe einer blutdrucksenkenden Substanz (Hydralazin) an Schafsfeten in utero bewirkt bei diesen nur einen geringen Blutdruckabfall, während dieser bei Applikation nach der Geburt deutlicher ausfällt (Ladner 1971). Der geringe Blutdruckabfall ist dadurch erklärbar, daß es lediglich zu einer Umverteilung des zirkulierenden Bluts aus dem Plazentakreislauf (der infolge fehlender Versorgung mit Gefäßnerven nicht auf die blutdrucksenkende Substanz reagieren kann) in den Körperkreislauf kommt, d.h. gerade in entgegengesetzter Richtung wie bei der Gestose. Nach Trennung von der Plazenta hat der Fet keine Blutreserven mehr zu mobilisieren, mit denen der Blutdruckabfall abgefangen werden könnte. Die Funktion des bei der Gestose angenommenen Umverteilungsmechanismus wird dadurch indirekt bestätigt. Die deutliche Wirkung der blutdrucksenkenden Substanz auf den von der Plazenta getrennten Feten steht in Übereinstimmung mit der Störung des Kompensationsmechanismus bei der Gestose: Der erhöhte periphere Widerstand im fetalen Kreislauf wird durch die blutdrucksenkende Substanz herabgesetzt und die Durchströmung der Plazenta dadurch vermindert.
- Die Basistherapie der Gestose ist die Ruhigstellung der Patientin. Die Uterusdurchblutung wird dadurch um bis zu 30% verbessert (Friedberg 1965). Weil dies dem Feten direkt zugute kommt, kann sich auch die Gestosesymptomatik bessern.
- Klinisch finden sich beim Feten Hinweise für eine Art Zentralisation des Kreislaufs bei der Spätgestose mit Wachstumsretardierung des Feten: Im Kardiotokogramm (der gleichzeitigen Ableitung der kindlichen Herzfrequenz und der mütterlichen Wehen) findet sich ein sog. „silentes Frequenzmuster", d.h., die Herzfrequenz ändert

sich zwischen den Herzschlägen praktisch nicht mehr, weil sich durch die Zentralisation des Kreislaufs der Blutrückfluß zum Herzen auf einer konstanten Höhe hält. Messungen der Blutflußgeschwindigkeit mit Hilfe der Ultraschall-Doppler-Methode in der fetalen Aorta bei Spätgestose und Mangelentwicklung legen ebenfalls die Annahme einer Erhöhung des peripheren Widerstands im Bereich der unteren abdominalen Organe und der Extremitäten (Arabin et al. 1987) im Sinne einer Zentralisation nahe.
– Beim Neugeborenen finden sich nach Spätgestose Zeichen einer vermehrten kardialen Belastung (Fox 1967; Schulte 1964). Die Tatsache, daß sich nach der Geburt beim Neugeborenen selbst keine erhöhten Blutdruckwerte finden lassen (Krauß 1964), spricht nicht gegen die angeführten Überlegungen, da sich im kindlichen Kreislauf unmittelbar nach der Geburt ganz erhebliche Umstellungen abspielen, die eine völlig neue Regulation erfordern und ermöglichen.

Im Gegensatz zu der bisherigen Annahme, daß die Spätgestose ein Kankheitsgeschehen ist, das sowohl für die Mutter als auch das Kind schädlich ist, könnte dieses neue Verständnis sie als einen *notwendigen Regulationsmechanismus* des Feten bei uteroplazentarer Insuffizienz aufzeigen. Der biologische Sinn eines solchen Kompensationsmechanismus liegt in der Möglichkeit, daß die Entwicklung gefährdeter Feten verbessert bzw. das Leben in vielen Fällen erhalten wird. Sein Nachteil ist in der gesundheitlichen Belastung bis zur Lebensgefährdung für die Mutter in wenigen Fällen zu sehen. Weil bei einer evolutionsbiologischen Kosten-Nutzen-Bilanz wesentlich mehr Kindern das Leben erhalten wird als Mütter sterben, bringt die Spätgestose unterm Strich einen biologischen Vorteil. Die genetischen Anlagen zur Entwicklung einer Spätgestose bei entsprechender Notwendigkeit können sich damit allgemein durchsetzen.

Biologisch interessant ist die Tatsache, daß es auch bei Gorillas Hinweise auf ein der Spätgestose entsprechendes Krankheitsbild gibt (Grzimek 1988). Der Gorilla ist der Menschenaffe, der nicht nur in bezug auf die Schwangerschaftsdauer (251–289 Tage), sondern auch in bezug auf das Gehirngewicht (500 g) dem Menschen (1300–1400 g) am nächsten steht.

Das Beispiel der Gestose zeigt, daß es bei der Gefahr einer fetalen Minderversorgung durch die Plazenta von seiten der fetoplazentaren Einheit zu Gegenmaßnahmen kommt, welche die fetale Versorgung verbessern. Es sind gerade die *Gefahren einer Schädigung des empfindlichen Gehirns,* die diesen Mechanismus so notwendig machen, daß selbst eine mütterliche Gefährdung in Kauf genommen wird. Die *Bedeutung des Gehirns für die menschliche Entwicklung* wird dadurch unterstrichen.

4 Die Folgen der aufrechten Haltung des Menschen

Bei der Geburt hat das Kind *3 Widerstände* zu überwinden:
1. den Gebärmutterhalskanal (Cervix uteri),
2. das knöcherne Becken und
3. die Beckenbodenmuskulatur, welche die Scheide umgibt.

Jeder dieser Widerstände hat bei der Evolution der menschlichen Geburt seine eigene Problematik.

4.1 Der feste Zervixverschluß

Eine anthropologische Besonderheit des Menschen ist seine *aufrechte Haltung*. Damit bekommt er nicht nur mehr „Übersicht" und „Weitblick". Ein wesentlicher Vorteil liegt darin, daß nur die 2 hinteren bzw. unteren Extremitäten zur Fortbewegung benötigt werden, wodurch die 2 vorderen bzw. oberen Extremitäten frei werden für eine weitere Differenzierung zu äußerst effektiven biologischen Universalwerkzeugen (Knußmann 1988). Die Geschicklichkeit der Hände hat ihre Entsprechung in der Weiterentwicklung des Gehirns, welches die Hände führt.

Auf die Tatsache, daß der feste Verschluß des Gebärmutterhalskanals (Cervix uteri) eine notwendige Folge der aufrechten Haltung des Menschen ist, wurde bereits vielfach hingewiesen. Die Zervix wird anatomisch durch zusätzliche Bindegewebsfasern soweit verstärkt, daß sie als Portio vaginalis noch weit in die Scheide hineinragt, was sich sonst bei keinem Tier findet (de Snoo 1942). Das ist notwendig, weil ohne diesen Schutz der vorangehende Teil des Kindes aufgrund der Schwerkraft in den Gebärmutterhalskanal drängt und diesen vorzeitig eröffnet. Die Folge ist eine Frühgeburt, das Kind erliegt den Folgen seiner Unreife.

Daß die Schwerkraft zumindest teilweise bei der vorzeitigen Eröffnung des Muttermundes mitwirkt, zeigt die Effektivität der Behandlung der drohenden Frühgeburt durch Bettruhe. Die Wirkung der Schwerkraft auf den Muttermund entfällt, dieser bleibt geschlossen und damit die Schwangerschaft erhalten.

Eine zwangsläufige Folge des festen Verschlusses der Zervix, die überwiegend aus derben Bindegewebsfasern besteht, ist die *lange Geburtsdauer beim Menschen*. Nach Brehm (1982) beträgt allein die Eröffnungsperiode (in welcher der Muttermund eröffnet wird) bei Frauen, die das erste Kind bekommen, 10–16 Stunden (mit einer Schwankungsbreite von 2–48 Stunden), bei Frauen, die bereits einmal geboren haben, 8–12 Stunden (1–24 Stunden).

Die lange Geburtsdauer bedeutet eine *Gefährdung für das Kind*, weil unter der Wehe (wie bereits im Kap. 2 gezeigt) die Durchblutung des Mutterkuchens von der mütterlichen Seite eingeschränkt wird. Dies macht sich als Sauerstoffmangel für das Kind um so mehr bemerkbar, je länger die Geburt dauert. Wenn zusätzlich noch eine Plazentainsuffizienz oder eine Nabelschnurumschlingung vorliegt, dann sind die Reserven des Feten entsprechend früher erschöpft. (Durch fetale Mikroblutuntersuchungen und Kardiotokographie ist es heute frühzeitig möglich, Sauerstoffmangelzustände als Folge einer Plazentainsuffizienz, Nabelschnurumschlingung oder eines verzögerten Geburtsverlaufs zu erkennen. Nach der Perinatalerhebung Baden-Württembergs 1987 fand sich ein bedrohlicher Abfall der kindlichen Herztöne bei 13,4% der Geburten; in 57,5% der Fälle war das die Indikation zur operativen Geburtsbeendigung.)

Die lange und gefährliche Geburtsdauer ist Folge der aufrechten Haltung des Menschen, die den festen Zervixverschluß notwendig macht. Wie schon bei der Besprechung der menschlichen Plazentation zeigt sich auch hier, daß der Mensch für seine biologische Stellung offenbar eine besondere Gefährlichkeit der Geburt in Kauf nehmen muß.

4.2 Die retroponierte Zervix im letzten Schwangerschaftsdrittel

Zu dem festen Zervixverschluß, dessen biologische Funktion in der Aufrechterhaltung der Schwangerschaft zu sehen ist, gibt es noch einen zweiten Mechanismus, der vor der vorzeitigen Eröffnung des Muttermundes schützt. Dieser Sicherungsmechanismus ist die retroponierte Stellung der Zervix im letzten Schwangerschaftsdrittel. Durch sie wird die Zervix entlastet, womit sich eine weitere Verstärkung der Zervixfestigkeit erübrigt.

Die Cervix uteri steht außerhalb der Schwangerschaft in der Mitte des knöchernen Beckens, etwa gleich weit von dem Kreuzbein (Os sacrum) hinten und der Symphyse (der Verbindung zwischen den beiden Schambeinen) vorn. In der Schwangerschaft rückt die Zervix immer weiter nach hinten und steht im letzten Schwangerschaftsdrittel weit sakralwärts. Vor der Geburt wandert sie dann wieder in die Mitte des Beckenraums in den Bereich der geburtshilflichen „Führungslinie". Die Ursache dieser verschiedenen Positionen der Zervix liegt in der bindegewebigen Aufhängung der Gebärmutter (Warkentin 1980): Die Zervix wird in ihrer Lage durch Bänder fixiert, die von der Beckenwand kommend in das Bindegewebe der Zervix einstrahlen und den Gebärmutterhalskanal zirkulär umfassen. Durch die von der seitlichen Beckenwand aufwärts ziehenden Ligamenta cardinalia wird die Zervix in medianer Stellung gehalten. Die Lgg. sacrouterina ziehen vom Kreuzbein leicht absteigend

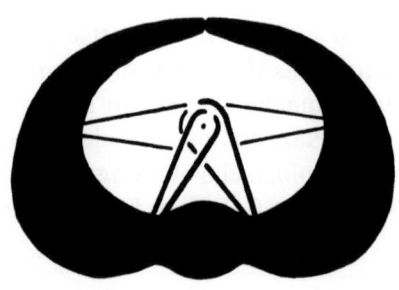

Abb. 2. Der Gebärmutterhalskanal *(kleiner Punkt in der Mitte)* wird im Becken fixiert durch die seitlichen *(dünne Linien)* Lgg. cardinalia und die von den hinteren Partien des *(schwarz* dargestellten) knöchernen Beckens kommenden *(stärkere Linien)* Lgg. sacrouterina (schematische Darstellung; *oben = vorn)*

zur Zervix. Von vorn aus der Gegend der Symphyse kommende Bänder sind nur schwach ausgeprägt und für die Haltefunktion ohne Bedeutung (Abb. 2).

Im Verlauf der Schwangerschaft wird die vorwiegend bindegewebige Zervix immer mehr aufgefächert und als „unteres Uterinsegment" in die Fruchthöhle miteinbezogen, die vom muskulären Gebärmutterkörper gebildet wird. Die Aufhängebänder gehen damit in die Wandung der Fruchthöhle mit ein und erfahren hierdurch eine gewisse Verkürzung. Wolf (1943) sprach hier in Anlehnung an einen durch Schlaufen verschlossenen Beutel vom „Tabaksbeutel-Mechanismus": bei einer Eröffnung des Beutels verkürzt sich der freie Teil der Schlaufe (Abb. 3). Während sich bei den seitlichen Lgg. cardinalia der entsprechende Zug gegenseitig aufhebt, ziehen die Lgg. sacrouterina die Zervix im Lauf der Schwangerschaft in ihre nach hinten gerichtete, „sakrale" Stellung (Abb. 4).

Durch die rückwärtige Stellung der Zervix wird der Gebärmutterhalskanal mit dem Muttermund (der das scheidenwärts gelegene äußere Ende des Gebärmutterhalskanals bildet) als die schwächste und nachgiebigste Struktur aus der Gefahrenzone des schwerkraftbedingten Drucks in der Beckenmitte verlagert. Hier lastet das Gewicht des Gebärmutterinhalts bei aufrechter Haltung. Würde im Zentrum dieses Drucks der Gebärmutterhalskanal liegen, würde er durch die anhaltende Belastung zunehmend eröffnet, da der vorangehende Teil des Kindes – meist der Kopf – wie ein Keil auf ihn wirkt. Durch die sakrale Verlagerung der Zervix ruht

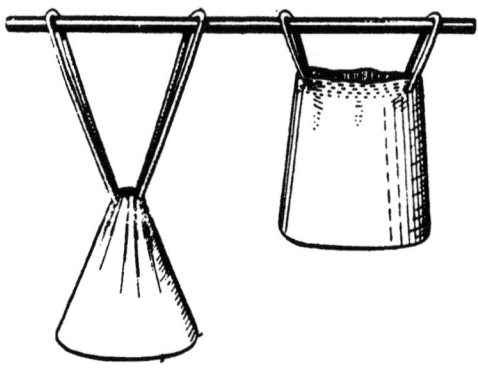

Abb. 3. Die Originalabbildung von W. Wolf (1943) zur Verdeutlichung des „Tabakbeutelmechanismus": Der Verschluß des Tabakbeutels entspricht in seiner Konstruktion ganz dem Isthmus-Zervix-Bandapparat. Die Öffnung des Verschlusses ist ohne Überdehnung und Zerreißung der Schnüre nur möglich, wenn der ganze Beutel sich seiner Aufhängevorrichtung nähert

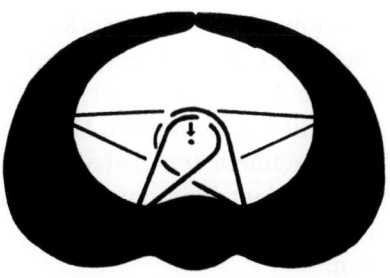

Abb. 4. Die Wanderung der Zervix sakralwärts *(Pfeil)* unter dem Zug der Lgg. sacrouterina bei deren Einbeziehung in die Zervixwandung

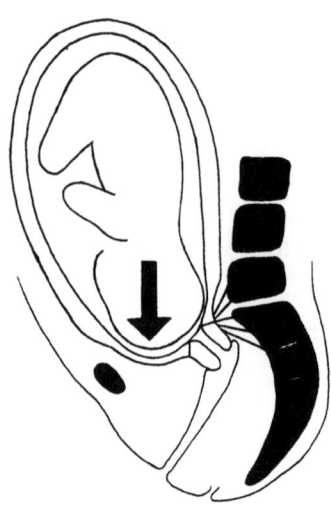

Abb. 5. Die Druckwirkung des Gebärmutterinhalts *(Pfeil)* trifft bei aufrechter Haltung nicht den nach hinten gerichteten Gebärmutterhalskanal

der vorangehende Teil auf den vorderen Abschnitten des unteren Uterinsegments wie in einer runden Schale. Der Muttermund ist durch seine exzentrische Lage geschützt (Abb. 5).

Der Verschluß des Geburtskanals wird dabei noch zusätzlich durch einen sinnvollen Mechanismus unterstützt. Bei aufrechter Haltung zieht die Schwerkraft den gesamten Uterus nach unten (im Sinne einer Unterleibssenkung). Dadurch werden die Aufhängebänder, welche die Zervix umfahren, angespannt und ziehen den Muttermund zu (Zug an den Schlaufen verschließt den „Tabaksbeutel", s. Abb. 3). Mechanisch gesehen liegt hier der Vergleich mit einem Ventil nahe: Der Druck von oben bewirkt den festen Verschluß nach unten.

Die notwendige Zentrierung des Muttermundes in den letzten Tagen vor und vor allem dann unter der Geburt

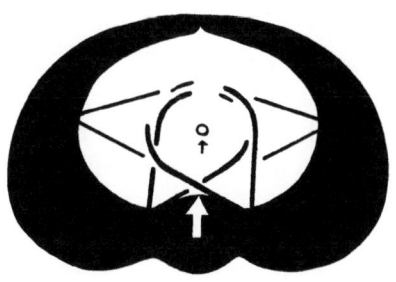

Abb. 6. Der Mechanismus der Zervixzentrierung: Bei Beginn der Ausziehung des Gebärmutterhalskanals um den kindlichen Schädel wird der sich zunehmend eröffnende Muttermund als der Teil der Zervix, der (als Portio vaginalis) nicht durch Bänder fixiert ist, in die Beckenmitte gehebelt *(kleiner schwarzer Pfeil)*, da der vorangehende Kindsteil unter dem Zug der Lgg. sacrouterina gegen den Widerstand des (zum knöchernen Becken gehörenden) Kreuzbeins *(weißer Pfeil)* nicht weiter nach dorsal ausweichen kann

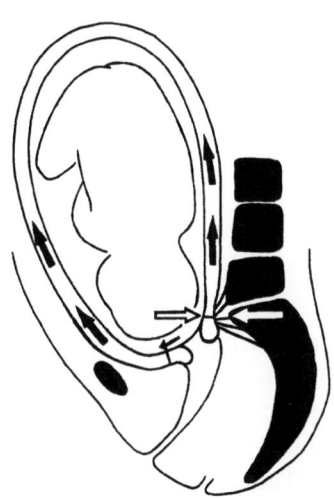

Abb. 7. Bei der Ausziehung des Gebärmutterhalskanals unter dem Zug der Gebärmuttermuskulatur *(große schwarze Pfeile)* um den vorangehenden Kindsteil wird der Muttermund gegen den Zug der Lgg. sacrouterina *(weiße Pfeile)* in die Beckenmitte gehebelt *(kleiner Pfeil)*

kommt dadurch zustande, daß bei einem weiteren Tiefertreten des kindlichen Kopfes schließlich die Teile der Zervix, die als Portio vaginalis nicht durch Bänder fixiert sind, passiv in die geburtshilfliche Führungslinie des Beckens gedrängt werden (Abb. 6 u. 7), bevor sie schließlich als Muttermund eröffnet werden.

Die Lgg. sacrouterina, die beim Tier die Gebärmutter an der rückwärtigen Bauchwand entgegen der Schwerkraft befestigen, erhalten beim Menschen eine zusätzliche Bedeutung: Sie bewirken die retroponierte Stellung der Zervix und dienen damit der Erhaltung der Schwangerschaft. Der feste Zervixverschluß wird dadurch unterstützt. Ohne diesen Sicherungsmechanismus müßte die zuschnürende Haltefunktion der Zervix noch viel stärker ausgeprägt sein, die dann unausweichlich weitere geburtshilfliche Probleme bereiten würde.

4.3 Der „vorzeitige" Blasensprung

Die Wirksamkeit des Sicherungsmechanismus der Schwangerschaft durch die retroponierte Zervix wird durch die Beobachtung tageszeitlicher Schwankungen des „vorzeitigen" Blasensprungs (d.h. Zerreißen der Eihäute und Abfließen eines Teils des Fruchtwassers vor Wehenbeginn) bestätigt.

Wie eine eigene Untersuchung (Warkentin 1983, s. Anhang S. 97) zeigt, findet der *vorzeitige Blasensprung vorwiegend in den Nachtstunden* statt, die eher liegend bzw. schlafend verbracht werden, während er in den aufrecht und aktiv verbrachten Tagesstunden seltener eintritt. Gerade das Umgekehrte wäre eigentlich zu erwarten gewesen: eine Häufung des vorzeitigen Blasensprungs in den Tagesstunden, wenn der untere Eipol (als der vordrängende Teil der Fruchtblase, der dem Muttermund benachbart ist) besonders durch hydrostatischen Druck und Erschütterungen bei aufrechtem Gang belastet wird.

Wenn man von der Annahme absieht, daß der Eintritt des vorzeitigen Blasensprungs durch den Schlaf mit einer Umstellung des vegetativen Nervensystems begünstigt wird, dann müssen die Überlegungen zur Erklärung dieses Phänomens davon ausgehen, daß entweder die liegende Haltung besonders zum vorzeitigen Blasensprung disponiert oder bei aufrechter Haltung Mechanismen wirksam werden, die trotz erhöhter Belastung des unteren Eipols vor einem vorzeitigen Blasensprung schützen.

Über die Ursachen des vorzeitigen Blasensprungs ist bisher wenig bekannt. Nach Untersuchungen von Meudt (1967) spielt beim Eintritt des vorzeitigen Blasensprungs die beginnende Eröffnung des Muttermunds eine Rolle, wodurch die Eihäute in tangentiale Spannung geraten und zerreißen. Bei Vorwehen kann die über dem Muttermund gespannte Eihaut der Druckdifferenz zwischen innen und außen nicht standhalten. Da sich eine (vorzeitige) Wehentätigkeit im Liegen eher beruhigt (was bei der Therapie der drohenden Frühgeburt ausgenützt wird), erscheint die erste Annahme, daß die liegende Haltung zum vorzeitigen Blasensprung disponiert, weniger wahrscheinlich. Weil überdies der vorzeitige Blasensprung geburtshilflich eher ein ungünstiges Ereignis ist (Frühgeburt, aufsteigende Infektion, Nabelschnurvorfall, Nabelschnurkompression), das möglichst verhindert werden sollte, erscheinen *Mechanismen, die im Liegen den Eintritt des vorzeitigen Blasensprungs begünstigen,* vom Standpunkt einer biologischen Zweckmäßigkeit aus *wenig sinnvoll.* Dagegen sind gemäß der zweiten Annahme Schutzvorrichtungen, die bei *aufrechter Haltung* gegen einen Blasensprung schützen, durchaus vorstellbar:

Wie bereits oben dargestellt, kommt es bei aufrechter Haltung durch das Gewicht der Gebärmutter zu einem allgemeinen Tiefertreten der Gebärmutter, wobei – einer Zügelwirkung vergleichbar – die Lgg. sacrouterina die Zervix verstärkt sakralwärts ziehen. Der Muttermund wird dadurch aus der Zone des höchsten hydrostatischen Drucks entfernt. Während bei zentrierter Zervix die Richtung des Vaginalrohres fast der Verlängerung des Abflußweges des Fruchtwassers durch den Zervikalkanal entspricht, ist bei sakralwärts gerichteter Zervix die Vagina gegenüber der Muttermundöffnung abgewinkelt. Die Zervix ruht auf der hinteren Vaginalwand und der darunter liegenden Beckenbodenmuskulatur und wird dadurch elastisch verschlossen. So ist bei orthostatischer Belastung (im Stehen) die den Blasensprung auslösende (bzw. unterstützende) Druckdifferenz zwischen intrauterinem Druck und intravaginalem Druck kleiner als bei zentrierter Zervix.

Dieser Mechanismus wird dabei durch die Tatsache verstärkt, daß die Bänder bei der verstärkten Spannung im Stehen die Zervix verstärkt zuziehen (wie den Verschluß des „Tabaksbeutels" von Wolf) und damit den Muttermund fester verschließen. Das bedeutet einen zusätzlichen effektiven Schutzmechanismus gegen einen vorzeitigen Blasensprung bei aufrechter Haltung.

Das seltenere Auftreten des vorzeitigen Blasensprungs in den Tagesstunden ist ein weiteres Argument für die zuvor herausgearbeitete Tatsache, daß die retroponierte Zervixstellung im letzten Schwangerschaftsdrittel ein Sicherungsmechanismus zur Erhaltung der Schwangerschaft gegen die Wirkung der Schwerkraft ist.

5 Die Bedeutung der geistigen Entwicklung des Menschen für die Geburt

Nicht nur durch die Geschicklichkeit seiner Hände, sondern mehr noch durch seine Intelligenz ist der Mensch biologisch so erfolgreich. Er kann sich den unterschiedlichsten Umweltbedingungen anpassen und so die ganze Welt besiedeln. Diese Intelligenz beruht auf einer entsprechenden Entwicklung des Gehirns, das bereits bei der Geburt eine gewisse Größe erreicht hat. Weil das Gehirngewebe leicht verletzlich ist, muß es bei der Geburt durch den harten knöchernen Schädel vor Schädigungen geschützt werden. Wie schon bei der Aufzählung der möglichen Geburtskomplikationen deutlich wurde, ist es vor allem der kindliche Kopf, der die menschliche Geburt so problematisch macht.

5.1 Die „Zweiteilung" des menschlichen Geburtsobjekts

Bei den meisten Säugetieren ist der Kopf ein geburtshilflich weitgehend unproblematischer Anhang des Körpers. Selbst noch bei den nichtmenschlichen Primaten ist der Übergang von dem relativ kleinen Kopf zur Schulterbreite, welche hier den geburtshilflich größten Umfang hat, relativ fließend. Beim Menschen ist der Kopf durch die Gehirnentwicklung ein großer „Nebenkörper", der gleichzeitig auch den größten Umfang hat, geburtshilflich also der problematischste Teil ist. Über den Hals, der nur einen geringen Umfang hat, ist der Kopf aktiv und passiv beweglich mit dem Körper verbunden.

Geburtshilflich bringt diese „Zweiteilung" des menschlichen Geburtsobjektes eine ganze Reihe von Risiken für das Kind mit sich.

Der harte, große kindliche Kopf ist die Ursache für viele Nabelschnurkomplikationen:

- Eine Nabelschnurschlinge kann zwischen der Gebärmutterwandung und dem Kopf komprimiert werden.
- Die Nabelschnur kann einmal oder mehrfach um den kindlichen Hals geschlungen sein.
- Bei der Beckenendlagengeburt wird zuerst der kindliche Körper mit dem Nabelschnuransatz am kindlichen Bauch geboren; der kindliche Kopf komprimiert die Nabelschnur, solange er noch nicht entwickelt ist.

Diese Nabelschnurkomplikationen können für das Kind (wie bereits in Kap. 2 dargelegt) zur tödlichen Gefahr werden.

Durch diese Zweiteilung wird besonders die *Querlage zur tödlichen Gefahr für Mutter und Kind*. Die lange Achse Kopf–Rumpf läßt sich so weit beugen, daß bei zunehmend enger werdender Gebärmutterhöhle der Zwang zur Einstellung in Längslage nicht greift, weil das Kind dem seitlichen Druck auch durch eine verstärkte Abknickung der Wirbelsäule ausweichen kann. Bei Weheneintritt und vor allem nach dem Blasensprung fixiert sich die Querlage, weil sich die muskuläre Gebärmutterwandung ihrem Inhalt anpaßt.

Es wird deutlich, daß die Entwicklung eines großen, vom Rumpf weitgehend abgesetzten Kopfes als Folge der spezifisch menschlichen Gehirnentwicklung zahlreiche Geburtsrisiken mit sich bringt. In einer Art Kosten-Nutzen-Bilanz der Evolution werden diese Gefahren jedoch offensichtlich in Kauf genommen, weil im „Kampf ums Dasein" die Vorteile der höheren Intelligenz überwiegen.

Hier wird ein *Konflikt zwischen 2 Evolutionsstrategien* sichtbar, die beide (ohne die ärztliche Kunst moderner

Geburtshilfe) kaum zu vereinbaren sind: Dem Ziel einer erfolgreichen Umweltbewältigung durch eine hohe Intelligenz mit einer entsprechenden Gehirnentwicklung steht die Notwendigkeit einer möglichst zahlreichen Nachkommenschaft gegenüber. Offenbar macht die erste Strategie den Menschen in bezug auf seine individuelle Fortpflanzung erfolgreicher als die zweite Strategie, der eine risikoärmere Geburt entsprechen würde. Der hier nur angedeutete evolutionsbiologische Strategiekonflikt zwischen einer Maximierung der Intelligenz einerseits und einer Minimierung der Geburtsrisiken andererseits wird jedoch noch wesentlich kompliziert und evolutionstheoretisch problematischer, weil durch die Größerentwicklung des kindlichen Kopfes auch das Leben der Mutter in Gefahr gerät.

5.2 Das Verhältnis zwischen kindlichem Kopf und mütterlichem Becken

Eine der hauptsächlichsten Komplikationsmöglichkeiten der menschlichen Geburt ist die Passage des kindlichen Kopfes durch das mütterliche Becken. Die Größe und die Form des kindlichen Kopfes einerseits und die Weite und Konfiguration der mütterlichen Geburtswege andererseits sind so aufeinander abgestimmt, daß der kindliche Kopf bei der normalen Geburt (aus „vorderer Hinterhauptslage") die mütterlichen Geburtswege soeben passieren kann. Wenn – aus welchen Gründen auch immer – der normale Geburtsmechanismus gestört ist, steigen die Geburtsrisiken für Mutter und Kind sehr schnell an.

Aber auch bei der am häufigsten auftretenden Geburt aus normaler Schädellage kann es zu Komplikationen kommen, wenn der Kopf zu groß für die Passage durch das mütterliche Becken ist. Die Ursache hierfür kann bei der Mutter liegen, deren Becken konstitutionell, als Varietät des Skeletts („langes Becken", anthropoides Becken, Kanalbecken), oder krankhaft (als Folge von Rachitis oder eines Unfalls) verengt ist. Andererseits kann der Kopf des Kindes zu groß sein: Auch hier kann wieder eine krankhafte Ursache vorliegen, z.B. ein „Wasserkopf" (Hydrocephalus); oder aber der Kopf des Kindes ist durch sein normales Wachstum zu groß geworden. Nachdem das enge Becken als Folge von Rachitis heute nur noch selten zu beobachten ist, wird der zu große kindliche Kopf die häufigste Ursache für das „Mißverhältnis zwischen Kopf und Becken".

Gerade hier ist die Frage zu stellen, warum es im Laufe der Entwicklung des Menschen nicht möglich war, diese häufige Geburtskomplikation durch eine bessere Organisation der Geburt zu verhindern.

Um die Schwierigkeiten bei der Geburt möglichst gering zu halten, gibt es 2 Wege: 1. Die weibliche *Beckenöffnung muß sich erweitern.* 2. Der kindliche Kopf bzw. das *Gehirn* muß zum Zeitpunkt der Geburt *so klein wie möglich* sein, ohne daß dadurch die weitere Entwicklung behindert wird. Beide Wege wurden von der Natur beschritten.

5.2.1 Die Erweiterung des weiblichen Beckens

Gegenüber dem männlichen Becken ist das weibliche deutlich breiter und hat vor allem eine größere Beckenweite. Während die Beckenöffnung beim Mann im wesentlichen längsoval geformt ist, ist sie bei der Frau mehr queroval und ermöglicht dadurch dem relativ großen kindlichen Kopf den Durchtritt.

Einer weiteren evolutionären Erweiterung des Beckens, welche die Passage größerer Köpfe zuließe, stehen Widerstände entgegen:

Die Beckenöffnung wird (bei aufrechter Haltung) nach unten elastisch verschlossen durch die Beckenbodenmuskulatur, die aus mehreren Anteilen besteht und Öffnungen für die Harnröhre, den Enddarm und – bei der Frau – dazwischen für die Scheide hat. Diese Öffnung muß der kindliche Kopf bei der Geburt passieren. Dabei kommt es zu einer extremen Dehnung und meist auch zu *Zerreißungen der Beckenbodenmuskulatur,* welche Folgen für die Mutter haben:

1. Bei einem Riß der Beckenbodenmuskulatur können größere Blutgefäße eröffnet werden, was zum *Verblutungstod* der Mutter führen kann.

2. Die Geburtsverletzungen führen zu Funktionsminderungen der Beckenbodenmuskulatur. Es kommt – häufig erst Jahre später – zu einer mehr oder weniger stark ausgeprägten *Unterleibssenkung* (Deszensus). Unter dem Druck, der durch körperliche Anstrengungen und durch das Gewicht des Bauchinhalts auf dem Beckenboden lastet, treten die Unterleibsorgane tiefer: Die Gebärmutter kann ganz oder teilweise bis vor den Scheideneingang sinken. Dieser Gebärmuttervorfall (Prolaps) ist ein unangenehmes, die Frauen sehr behinderndes Leiden. Es können sich Entzündungen und Geschwüre bilden. Häufiger und lästiger noch ist die Senkung der Blase mit der vorderen Scheidenwand, die mit der Unfähigkeit einhergeht, bei Anstrengungen, Husten, Niesen oder Lachen den Urin zu halten („Harninkontinenz"). Auch Reizungen und Entzündungen der Haut können die Folge sein. Eine weitere Komplikation sind Harnwegsinfektionen, die für die Frau zu einer ernsten gesundheitlichen Gefährdung werden können. Die Senkung der hinteren Scheidenwand mit dem Enddarm und dessen Aussackung zur Scheidenöffnung hin führt zu Schwierigkeiten bei der Stuhlentleerung.

3. Wenn bei der Geburt die Muskulatur im Dammbereich (d.h. zwischen Scheide und Enddarm bzw. After) völlig einreißt (Dammriß dritten Grades), verliert die Frau damit die Kontrolle über den Abgang von Stuhl und Winden. Das

bringt nicht nur große hygienische Probleme mit sich, sondern bedeutet häufig auch eine *soziale Isolierung* der Frau.

Bei einer Erweiterung der Beckenöffnung würde die Tragefunktion der Beckenbodenmuskulatur noch stärker beansprucht. Die zwangsläufig notwendige Kompensation durch eine *Verstärkung des Beckenbodens* würde bei der Geburt wiederum eine Steigerung der Gefahren für Leben und Gesundheit der Mutter mit sich bringen.

Einer Erweiterung der Beckenöffnung müßte eine weitere *Verbreiterung des knöchernen Beckens* insgesamt entsprechen. Das brächte vor allem beim Gehen noch mehr statische Probleme mit sich: Der Gang der Frau ist bereits im augenblicklichen Zustand „wiegender" als der des Mannes. Bei noch breiterem Becken, stabilerem Knochenbau und zusätzlicher Muskulatur wäre mehr Schwerfälligkeit die Folge.

Einer an sich zweckdienlichen Weitung der Beckenöffnung und Stärkung der tragenden Beckenbodenmuskulatur sind so biologische Grenzen gesetzt, weil sie in anderer Hinsicht mit Risiken verbunden wäre.

5.2.2 Die Verminderung der Hirnsubstanz zum Zeitpunkt der Geburt

Der zweite Weg zur Verminderung der Geburtsrisiken ist die Verkleinerung des Kopfes. Der Mensch hat zum Zeitpunkt der Geburt nur 23% der späteren Hirnmasse. Schimpansen werden dagegen mit 40% und Kälber mit fast 100% des zukünftigen Hirngewichts geboren (Schneider 1988). Diese im Vergleich zur vollen Ausbildung geringe Gehirnmasse des menschlichen Neugeborenen ist durch eine weitgehende Unreife des Gehirns zum Geburtszeitpunkt bedingt. Dem entspricht die extreme Hilflosigkeit des menschlichen Neugeborenen, das noch längere Zeit von der Fürsorge der

Mutter bzw. der Eltern abhängig ist. Die Entwicklung des Gehirns ist nur so weit fortgeschritten, daß die *extrauterine Lebensfähigkeit gerade gesichert* ist, und das nur bei intensiver Fürsorge der Eltern. Von den zentralnervös gesteuerten Fähigkeiten sind erst diejenigen ausgebildet, die zum extrauterinen Überleben als „Minimalprogramm" unverzichtbar sind: Atmung, Nahrungsaufnahme (Trinken) und primitive Abwehrreflexe, wie Husten und Niesen. Alle anderen Fähigkeiten, besonders diejenigen, welche die biologische Rolle des Menschen besonders bestimmen, werden erst lange nach der Geburt entwickelt.

Biologisch betrachtet ist der Mensch ein extremer „Nesthocker". Portmann (1956) hat durch vergleichende Untersuchungen festgestellt, daß der Mensch in der Reihe der Primaten auch eine *„physiologische Frühgeburt"* ist. Eigentlich müßte beim Menschen seiner Organisationshöhe entsprechend die Schwangerschaft nicht nur 9, sondern 21 Monate dauern; denn erst nach dieser Zeit erreicht der Mensch den Entwicklungsstand, der von den Anthropoiden bereits bei der Geburt verwirklicht wird. In der „extrauterinen Frühzeit" (Portmann 1956) nach den 9 Schwangerschaftsmonaten setzt das menschliche Kind die fetale rasche Wachstumsperiode des intrauterinen Zustands fort, danach – im zweiten Lebensjahr – geht die weitere Größenzunahme wesentlich langsamer vor sich. In dieser Zeit erwirbt das Kind die Grundfähigkeiten, die ihn als „menschlich" auszeichnen: aufrechte Haltung, Sprache und einsichtiges Handeln. Im Verhältnis zu diesen 21 Monaten Fetalentwicklung, die eigentlich dem Menschen entsprächen, ist er eine „physiologische Frühgeburt". Portmann selbst nennt keine Gründe dafür, „warum die Schwangerschaftsdauer beim Menschen nicht der vollen Tragzeit" entspricht, „die einem Säugetier von der Organisationshöhe des Menschen angemessen wäre" (wobei Portmann – wohl in Unkenntnis geburtshilflicher Probleme – sich selbst den Lösungsweg mit der Annahme versperrt, daß es keine „stichhaltigen

Gründe" gibt, „in diesem atypisch frühen Geburtsmoment eine geburtstechnische Notwendigkeit" zu erkennen).

Die Annahme einer „physiologischen Frühgeburt" beim Menschen wird durch Prechtl (1988) bestätigt, der ultrasonographisch fetale Bewegungsmuster studierte. Da sich viele der typisch fetalen Bewegungen auch noch in den ersten Lebensmonaten finden, folgert er, daß der Mensch „entweder mit der Geburt zu früh oder mit der Entwicklung zu spät" sei.

Der Mensch hat den relativ frühen Geburtszeitpunkt unter den Primaten mit dem Gorilla gemeinsam. Auch das Gorillakind wird weitgehend hilflos geboren und bedarf der intensiven Fürsorge der Mutter (Knußmann 1968; Grzimek 1988; Fossey 1988). Möglicherweise spielt hier eine Rolle, daß der Gorilla mit seinem Hirngewicht dem Menschen am nächsten kommt. Während die Schwangerschaftsdauer bei Gorilla und Mensch annähernd gleich ist, geht die nachgeburtliche Entwicklung beim Gorilla wesentlich schneller vor sich.

Durch den frühen Geburtszeitpunkt innerhalb der Entwicklung ist das menschliche *Gehirn* bei der Geburt noch weitgehend *unreif.* So kann die Gehirnmasse niedrig gehalten werden. Hierin liegt der evolutionsbiologische Grund für die extreme Hilflosigkeit des menschlichen Neugeborenen. Ohne die extrauterine Lebensfähigkeit zu gefährden, könnte die Gehirnmasse bei der Geburt nicht weiter reduziert, d.h. der Geburtszeitpunkt nicht noch weiter vorverlegt werden.

Hier erhebt sich die Frage, warum – wenn schon beim weiblichen Becken eine gewisse Anpassung an das große Hirnvolumen möglich war – sich immer noch *kein stabiles Gleichgewicht* zwischen der Größe des kindlichen Kopfes und der mütterlichen Beckenweite eingestellt hat, wodurch die menschliche Geburt ähnlich unproblematisch wie die bei Tieren verliefe.

Die *biologische Sonderstellung* des Menschen beruht gerade auf seiner *Intelligenz.* Mit ihrer Hilfe sichert er sein

Überleben in den Widrigkeiten seiner Umwelt. Probleme, die ihm entgegenstehen, löst er weitgehend rational und nicht triebhaft-instinktiv wie das Tier. Nach Darwin steigert der Mensch durch seine Intelligenz seine „Fitness", d. h., er ist in bezug auf sein Überleben – und damit auch auf seine eigene Fortpflanzung – um so erfolgreicher, je intelligenter er ist.

Daß die Intelligenz an Gehirnsubstanz gebunden ist, daran besteht kein Zweifel. Der Mensch übertrifft die ihm am nächsten stehenden Tiere an Gehirnsubstanz (Mensch 1300–1400 g, Orang und Schimpanse 400 g, Gorilla 500 g). Allerdings hat der Mensch nicht das absolut höchste Hirngewicht unter den Lebewesen, hier wird er von den größten Säugetieren, wie Wal und Elefant, noch deutlich übertroffen. Bei der Leistungsfähigkeit des Gehirns spielt aber nicht nur das absolute Hirngewicht eine Rolle, sondern auch die Struktur und der Differenzierungsgrad. Das Verhältnis von Gehirngewicht zu Körpergewicht ist beim Menschen unter allen Säugetieren am größten. Unter dem Gesichtspunkt, daß bei einem bestimmten Hirngewicht die Leistungsfähigkeit des Gehirns nicht unbegrenzt steigerungsfähig ist, wird ein Vergleich des Menschen mit den Primaten durchaus zulässig. Dem widerspricht auch nicht die Tatsache, daß beim Menschen interindividuell nicht unbedingt eine feste Relation besteht zwischen der „Intelligenz" und dem Hirngewicht. Das, was als „Intelligenz" beim Menschen getestet oder wodurch er unter den augenblicklichen Umständen erfolgreich ist, ist ja nur ein Teilbereich der gesamten geistigen bzw. zentralnervösen Fähigkeiten eines Menschen.

Eine weitere Entwicklung der Intelligenz scheint ohne eine Vermehrung der Gehirnsubstanz nicht möglich. Das bedeutet aber notwendigerweise die Entwicklung eines größeren Gehirns und eines entsprechenden Schädels zum Zeitpunkt der Geburt. Die Gefährlichkeit der Geburt für Mutter und Kind steigt dadurch zwangsläufig an. Ein zu großer kindlicher Kopf ist unter „natürlichen" Umständen tödlich, da er durch Uterusruptur das Leben von Mutter und Kind zerstört. Ist das Becken ausreichend weit, kann der Kopf also eintreten, so bedingt weiterhin der Widerstand der Beckenbodenmuskulatur eine gefährliche Verlängerung der zweiten Geburtsphase, der Austreibungsperiode, die wiederum für das Kind tödlich sein kann. Eine Mutter, welche die genetische Tendenz zu einer Weiterentwicklung der Intelligenz über ein größeres Gehirn weitergäbe, zerstörte damit das Leben ihres Kindes und möglicherweise zusätzlich ihr eigenes. Der Tod bedeutet unter evolutionsbiologischen Gesichtspunkten das Ende der individuellen Fortpflanzungsmöglichkeiten.

Biologisch am erfolgreichsten sind – rein theoretisch gesehen – die Menschen, deren Gehirnmasse so groß ist, daß die Geburt gerade eben noch komplikationslos möglich ist. Sie haben die Anlagen, die höchste Intelligenz zu entwickeln. Die vererbte Gehirnsubstanz, damit die Kopfgröße, ist keineswegs konstant, sondern schwankt deutlich. So kommt es auch bei diesen Menschen immer wieder zu Schwangerschaften mit einem zu großen kindlichen Kopf und damit zu einem nicht überwindbaren Mißverhältnis mit der Folge des Kindstodes. Lins u. Janowitz (1982) sowie de Gregorio (1989) konnten zeigen, daß mit höherem Sozialstatus – der meist auch mit einer höheren Intelligenz einhergeht – auch die Häufigkeit an Kaiserschnitten ansteigt, d.h. daß ein Mißverhältnis zwischen Kopfvolumen und Becken häufiger auftritt.

In der Geburt des Menschen trifft so die biologische Tendenz zu einer Höherentwicklung der Intelligenz immer wieder an eine Grenze, die durch das mütterliche Becken gesetzt ist. Ein stabiles Gleichgewicht zwischen der Weiterentwicklung des menschlichen Gehirns und der mütterlichen Beckenweite, durch welches die Gefährlichkeit der Geburt entschärft würde, kann sich so nicht einstellen. Die Tendenz zur Höherentwicklung der Intelligenz bleibt bestehen, weil die Intelligenz in bezug auf das Überleben und die Fortpflanzung erfolgreicher macht und dementsprechend diese Anlage jeweils weitergegeben wird. So bewegt sich die menschliche Geburt zwangsläufig immer in der Nähe hohen Risikos für das Überleben. Ein die Gefährlichkeit der Geburt entschärfendes evolutionsbiologisches Gleichgewicht kann sich nicht einstellen, weil die biologisch günstige Entwicklung einer Erhöhung der Intelligenz untrennbar mit der ungünstigen Tendenz einer Zunahme der Geburtsrisiken verknüpft ist. Der „fitnesssteigernde" Gewinn durch höhere Intelligenz muß sich die Waage halten mit der „fitnessmindernden" Gefährlichkeit der Geburt.

Neben den Kindern, deren Kopf für eine normale Geburt zu groß ist, sind es die Frauen, die in dieser sich ständig wiederholenden Suche nach einem Gleichgewicht den Tribut für die Höherentwicklung der Menschheit nicht nur mit der Schmerzhaftigkeit, sondern vor allem mit der Gefährlichkeit der Geburt entrichten müssen.

Die menschliche Geburt ist so ein eindrucksvolles Beispiel für die Gültigkeit der evolutionsbiologischen Mechanismen auch beim Menschen. Auf der anderen Seite werden hier auch die Grausamkeit und Unerbittlichkeit deutlich, welche in Darwins Begriff „Struggle for life" („Kampf ums Dasein") zum Ausdruck gebracht werden. Daß dieser Kampf nicht so sehr eine Auseinandersetzung zwischen den Arten ist, sondern eher eine Konkurrenz zwischen den Angehörigen einer Art (Dawkins 1978; Wickler u. Seibt 1981), wird ebenfalls deutlich. „Fitnesssteigernd" ist beim Menschen insbesondere die höhere Intelligenz, in erster Linie macht sie im Kampf um die knappen Lebensressourcen gegenüber dem Mitmenschen überlegen. Sie wird daher von der Evolution gefördert, auch unter Opfern.

Daß der Mensch durch seine Intelligenz eine neue Schwelle der Evolution erreicht hat (in der die moderne Geburtshilfe eine wichtige Rolle spielt), wird in den letzten beiden Kapiteln ausführlicher dargelegt werden.

6 Die Auslösung der Geburt

Wie gezeigt wurde, haben die anthropologischen Untersuchungen Portmanns (1956) deutlich gemacht, daß die Schwangerschaftsdauer bzw. der Zeitpunkt der Geburt als der Übertritt vom intrauterinen zum extrauterinen Leben eine biologische Bedeutung hat: Der Mensch ist im Vergleich zu den ihm nahestehenden Anthropoiden eine „physiologische Frühgeburt". Im vorangegangenen Kapitel wurde dargelegt, daß dieser zu frühe Geburtszeitpunkt durch die enorme Entwicklung des menschlichen Gehirns biologisch notwendig wird.

Es stellt sich notwendigerweise die Frage, *durch welche Faktoren die Geburt ausgelöst* bzw. wodurch die Schwangerschaftsdauer begrenzt wird. Auf die vielen sich widersprechenden Theorien, welche den Geburtseintritt entweder auf neurale, humorale oder mechanische Faktoren zurückführen, soll hier nicht weiter eingegangen werden (eine Übersicht hierüber findet sich u.a. bei Warkentin 1980).

6.1 Die relative Plazentainsuffizienz

Biologisch sinnvoll ist es, wenn die Geburt eintritt, sobald entweder

1. die Voraussetzungen für die *extrauterine Lebensfähigkeit* gegeben sind oder
2. die *Gefahren eines weiteren Verbleibs in der Gebärmutter* die Gefahren des extrauterinen Lebens *überwiegen.*

Die Natur steht hier gewissermaßen vor der gleichen Entscheidung wie der Geburtshelfer in der täglichen Praxis bei Plazentainsuffizienz. Diese Funktionsschwäche des Mutterkuchens gefährdet das Kind in der Gebärmutter zunehmend, weil die ständig größer werdenden Versorgungsansprüche an den Mutterkuchen von diesem immer weniger befriedigt werden können, so daß es schließlich intrauterin Schaden nimmt und abstirbt. Es ist eine der ganz wesentlichen Aufgaben heutiger Geburtshilfe, den Zeitpunkt zu finden, an dem die Gefahren der Frühgeburtlichkeit bei vorzeitiger Beendigung der Schwangerschaft (durch Kaiserschnitt oder Geburtseinleitung) für das Kind geringer sind als die Gefahren eines weiteren Aufenthalts in der Gebärmutter.

Die Anpassungsfähigkeit auch des gesunden Mutterkuchens ist natürlicherweise begrenzt. Das Kind hat einen laufend größer werdenden Bedarf an Sauerstoff, Aufbaustoffen und Energieträgern, den der Mutterkuchen immer weniger befriedigen kann. So kommt es am Ende der Schwangerschaft zu einer *„relativen Plazentainsuffizienz"* (Hörmann u. Lemtis 1965), die für das Kind zur Gefahr wird. Biologisch sinnvoll ist es, daß diese relative Plazentainsuffizienz zum auslösenden Faktor der Geburt wird.

Wenn in diesem Abschnitt von einer „Plazentainsuffizienz" gesprochen wird, dann darf nicht unerwähnt bleiben, daß dieser Begriff wegen seiner Unschärfe als unbrauchbar für den klinischen Alltag kritisiert wird, so z.B. von Kuß (1987). Dennoch ist dieser Begriff wissenschaftlich unverzichtbar für die Bezeichnung von Zuständen einer Funktionseinschränkung des Mutterkuchens, welche den Feten in Mitleidenschaft ziehen. Daß es diese Funktionsminderung gibt, zeigt beispielsweise die Abflachung der Plazentagewichtskurve bei Feten mit Wachstumsretardierung ab der 34. SSW (Molteni 1984). Die mit der Größe begrenzte Funktionstüchtigkeit der Plazenta begrenzt das Geburtsgewicht des Feten. (Zur Kritik an den Schlüssen aus Plazentagewichtskurven s. Anhang, S. 97.)

Der Stoffaustausch im Mutterkuchen ist ein Diffusionsvorgang. Die Diffusion ist abhängig von der Diffusionsfläche, über die sie abläuft. Da eine größere bzw. schwerere Plazenta mehr Raum für Diffusionsflächen bietet, kann die Leistungsfähigkeit einer Plazenta in direkte Relation zu ihrer Größe bzw. ihrem Gewicht gesetzt werden. Die vielfach nachgewiesene statistische Entsprechung von Geburtsgewicht und Plazentagewicht ist eine biologisch fundierte Notwendigkeit.

Bei einem im Vergleich zum Feten relativ kleinen Mutterkuchen ist die Möglichkeit einer relativen Plazentainsuffizienz früher gegeben. Wenn eine Plazentainsuffizienz die *Schwangerschaftsdauer begrenzt,* müßte diese auch von der Relation Geburtsgewicht/Plazentagewicht abhängig sein. Je kleiner, d.h. je günstiger diese Relation ist, desto später müßte die Geburt einsetzen. Es war das Ziel einer Untersuchung (Warkentin 1976), ob ein entsprechender Zusammenhang statistisch nachgewiesen werden konnte (Zahlenmaterial und Diskussion der Ergebnisse im Anhang, S. 97).

Kinder mit relativ kleiner Plazenta verbleiben durchschnittlich kürzer in der Gebärmutter. Das unterstützt die Annahme einer relativen Plazentainsuffizienz als eine der Ursachen für den Geburtseintritt. Je kleiner, d.h. je günstiger die fetoplazentare Gewichtsrelation ist, desto später macht sich ein Versorgungsengpaß für das Kind bemerkbar, das entsprechend länger in der Gebärmutter bleibt.

6.2 Der kindliche Gewichtsabfall vor der Geburt

Im Zusammenhang mit der Frage einer relativen Plazentainsuffizienz als Ursache des Geburtseintritts ist die zunächst zufällige Feststellung interessant, daß die Neugeborenen von Müttern, deren Schwangerschaft um den errechneten Endtermin ohne eigentliche medizinische Indikation durch Geburtseinleitung beendet wurde, durchschnittlich schwerer waren als die Kinder, die nach spontanem Weheneintritt geboren wurden (Hillemanns u. Mross 1974). Dies könnte für eine Gewichtsabnahme des Kindes vor der Geburt sprechen, die auf eine relative Plazentainsuffizienz zurückzuführen wäre. So wurden unter diesem Gesichtspunkt die Gewichte und Körperlängen von Neugeborenen nach vorzeitiger Schwangerschaftsbeendigung einer gezielten Untersuchung unterworfen (Warkentin 1976a; Zahlenmaterial und Diskussion der Ergebnisse im Anhang, S. 97). Die Tatsache, daß die Kinder nach vorzeitiger Schwangerschaftsbeendigung signifikant schwerer sind als die nach spontanem Weheneintritt geborenen, ist auf einen Gewichtsabfall zurückzuführen, welcher der Geburt vorangeht. Als Ursache hierfür sind 2 Möglichkeiten zu nennen:

1. Die *zunehmende Dehydrierung* des Kindes: Es ist bekannt, daß der Fet reicher an Wasser ist als das Neugeborene und dieses wieder einen relativ größeren Wassergehalt hat als der Erwachsene (McCance u. Widdowsen 1954, zit. nach Döring 1965). Die Dehydrierung nimmt also mit dem Alter zu und erreicht um den Zeitpunkt der Geburt solche Ausmaße, daß sie die übrige Substanzeinlagerung in bezug auf das Gewicht überholt, woraus eine Gewichtsabnahme resultiert. Mit der Abnahme des Wassergehalts findet auch der Rückgang der Körperlänge vor der Geburt eine Erklärung: Das Skelett des Neugeborenen besteht noch weitgehend aus Knorpel, der größtenteils Wasser enthält und daher in seiner Ausdehnung sehr vom Wassergehalt abhängig ist. Die Gewichtsabnahme des Kindes vor der Geburt wird durch den bekannten Gewichtsabfall in der Neugeborenenperiode fortgesetzt, der ebenfalls wesentlich durch eine Verminderung des Wassergehalts verursacht wird. Die fetale Gewichtsabnahme entspräche demnach derjenigen der Neugeborenenperiode.

Die Verminderung des Wassergehalts ist bei dem Überreifesyndrom klinisch bekannt. Während sich in unseren Beobachtungen ein erniedrigtes Gewicht der überreifen Kinder nicht sichern läßt, ist die durchschnittlich größere Körperlänge signifikant. Dies steht nicht in Widerspruch zu unseren Überlegungen, da das Längenwachstum mit fortschreitender Schwangerschaftsdauer weitergeht (die übertragenen Kinder haben im Durchschnitt einen um mindestens 14 Tage längeren Aufenthalt in der Gebärmutter hinter sich).

2. Die beginnende relative Insuffizienz der Plazenta. Weil die Plazenta in ihrer Anpassungsmöglichkeit begrenzt ist, die Anforderungen des Kindes mit dem Wachstum aber weitergehen, resultiert schließlich eine relative Plazentainsuffizienz. Die zugeführten Nahrungs- und Energiemengen reichen zunächst für ein Wachstum nicht mehr aus, schließlich müssen zur Deckung des laufenden Bedarfs *körpereigene Reserven angegriffen* werden. Es resultiert schließlich insgesamt eine Gewichtsabnahme. Ein Beleg hierfür ist das Überreifesyndrom. Das übertragene Neugeborene ist nicht nur dehydriert, auch die Fettpolster sind rarefiziert.

6.3 Die Bedeutung der Reife von Atmungs-, Hunger- und Durstzentrum des Kindes

Sowohl der Abfall der Relation Fet : Plazenta als auch der pränatale fetale Gewichtsabfall sind die Belege für die relative Plazentainsuffizienz mit zunehmendem Versorgungsengpaß für den Feten am Ende der normalen Schwangerschaft. Das Kind kommt in einen Hungerzustand und zunehmend auch in einen schwerwiegenden Sauerstoffmangel. Dies führt dazu, daß das Kind vermehrt Fruchtwasser trinkt und „einatmet" („fetal swallowing"; entsprechende Bewegungen werden ultrasonographisch beobachtet). Die *Fruchtwassermenge nimmt ab,* weil ein Teil der vom Feten aufgenommenen Flüssigkeit über den Mutterkuchen an den mütterlichen Organismus abgegeben (und nur z.T. über die Nieren in das Fruchtwasser ausgeschieden wird). Bei der Übertragung, wenn die Wehentätigkeit krankhafterweise nicht einsetzt, fehlt schließlich das Fruchtwasser völlig.

Die Abnahme der Fruchtwassermenge und der pränatale Gewichtsabfall des Kindes führen zu einer *Volumenabnahme des Gebärmutterinhalts*. Weil der Druck des Bauchinhalts von unten an das Zwerchfell nachläßt, verspürt die Schwangere eine gewisse Erleichterung ihrer Atembeschwerden. In den letzten Tagen vor der Geburt nimmt der Ring-(Bauch-)umfang durchschnittlich um 1–2 cm ab.

Entgegen der vielfach, vor allem auch von Mosler (1968) vertretenen Ansicht, daß eine zunehmende Wandspannung der Gebärmuttermuskulatur geburtsauslösend wirkt, ist die primäre Spannungsentlastung der die Wehen auslösende Faktor. Neben der Volumenabnahme des Kindes und des Fruchtwassers führt auch die Verkürzung des Gebärmutterkanals und die beginnende Eröffnung des Muttermunds in den letzten Tagen vor der Geburt zu einer solchen Spannungsentlastung. Insbesondere der vorzeitige Sprung der Fruchtblase und das Abfließen des Fruchtwassers haben eine wehenauslösende Wirkung (bezüglich der physiologischen Mechanismen, welche bei der Auslösung der Geburt wirksam werden, wird auf Warkentin 1977 u. 1980 verwiesen).

Der wehenauslösende Faktor der Spannungsentlastung wird in der Geburtshilfe deutlich:

1. Nicht nur der spontane Sprung der Fruchtblase, sondern auch ihre künstliche Eröffnung wirken wehenauslösend.

2. Bei angeborenem Verschluß der Speiseröhre oder der Luftröhre kommt es ebenso wie bei der Anenzephalie (dem angeborenen Fehlen des Gehirns, dem sog. „Froschkopf") nicht nur zu einer krankhaften Vermehrung des Fruchtwassers (Hydramnion), sondern auch häufig zur zeitlichen Übertragung. Die Ursache dafür liegt in der Unfähigkeit des Kindes, das Fruchtwasser zu trinken. Bei Speise- oder Luftröhrenverschluß wird nicht genügend Fruchtwasser vom Feten aufgenommen. Bei der Anenzephalie fehlen die zentralen Zentren, welche

die entsprechenden Schluck- oder Atembewegungen anleiten könnten. Die Spannungsentlastung über die Fruchtwasserreduktion kann nicht wirksam werden.

3. Die Schwangerschaftsdauer von Mehrlingsgeburten ist gegenüber Einlingsgeburten in der Regel verkürzt. Dies scheint für die Theorie der zunehmenden Wandspannung als Ursache der Geburtsauslösung zu sprechen. Es muß je doch berücksichtigt werden, daß die addierten Geburtsgewichte der Mehrlinge auch bei Frühgeburt das Normalgewicht eines Einlings im Durchschnitt deutlich überschreiten. Die Frühgeburt müßte dementsprechend noch früher einsetzen. Der vorzeitige Geburtseintritt bei Mehrlingsschwangerschaften ist durch den früheren Eintritt der geburtsvorbereitenden Phase der relativen Plazentainsuffizienz bedingt: Der Nahrungsbedarf für Mehrlinge ist insgesamt größer und kann deshalb über die Durchblutung der Gebärmutter nicht mehr befriedigt werden.

In die Geburtsauslösung über das „fetal swallowing" und die Abnahme des Fruchtwassers sind die zentralnervös gesteuerten Funktionen von Nahrungsaufnahme und Atmung eingeschaltet. Die Ausreifung dieser Funktionen ist auch für das extrauterine Leben unabdingbar notwendig. Die *Ausbildung dieser im Stammhirn lokalisierten Zentren* wird – gewissermaßen „dissoziiert" – gegenüber der Ausreifung des übrigen Zentralnervensystems *vorgezogen*. Damit wird der wegen des Gehirnwachstums notwendige, in bezug auf die übrige Entwicklung frühe Geburtseintritt möglich.

Mit der Abhängigkeit des Geburtseintritts von der zentralnervösen Reifung läßt sich die erstaunliche *Konstanz der Schwangerschaftsdauer* beim Menschen gut in Einklang bringen. Die große Mehrheit der Geburten findet ohne größere Streuungen in einem eng umschriebenen Zeitraum um den 280. Schwangerschaftstag statt. Nach Portmann (1956) ist das Zentralnervensystem das Organsystem, das am gleichmäßigsten gefördert wird und reift, während die übrige Entwicklung des Körpers stärker variieren kann. Diese Entwicklungskonstanz hat ihre Entsprechung in der Konstanz der Schwangerschaftsdauer, die sonst nur schwer zu erklären wäre. Die Reifung des Zentalnervensystems ist die „innere Uhr", welche die Schwangerschaftsdauer bestimmt.

Die Einheit der Faktoren, die einerseits den Geburtseintritt auslösen, mit denen, die andererseits das extrauterine Leben erst möglich machen, erscheint biologisch für den Menschen mit seiner „Dissoziation" der zentralnervösen Reifungsvorgänge biologisch sinnvoll.

7 Der Preßdrang
in der Austreibungsperiode

Der Gebärmutterhalskanal und das knöcherne Becken sind bei der menschlichen Geburt nicht die einzigen Widerstände, die überwunden werden müssen. Es wurde bereits darauf hingewiesen, daß die *„äußeren Geburtswege"* (Scheide und Beckenboden) auch dann noch *erhebliche Probleme* bereiten, wenn der Gebärmutterhalskanal und das knöcherne Becken überwunden sind. Der wesentliche Widerstand geht hier von der Beckenbodenmuskulatur aus, welche infolge der aufrechten Haltung beim Menschen kräftig ausgebildet sein muß, weil beim Stehen das Gewicht des Bauchinhalts auf ihr lastet.

Die Beckenbodenmuskulatur ist zumindest bei regelrechter Einstellung des kindlichen Kopfes kein unüberwindliches Hindernis, wie es das knöcherne Becken sein kann. Die Wehenkraft allein reicht jedoch für eine Austreibung des Kindes nicht aus, die Frau muß aktiv mitpressen. Beim Durchtritt des kindlichen Kopfes kommt es zu einer starken Dehnung des gesamten Beckenbodens, die meist auch zu unterschiedlich starken Zerreißungen führt. Weil der Gebärmutterinhalt in dieser zweiten Phase der Geburt durch das Pressen einem zusätzlichen Druck ausgesetzt wird, entstehen dem Kind neue Gefahren (Verminderung der Plazentadurchblutung, Nabelschnurkompression), was eine zeitliche Begrenzung der Austreibungsphase notwendig macht. Die Vermittlung eines entsprechend starken reflektorischen *Preßdrangs* ist das wesentliche Problem der Austreibungsperiode.

Mit Beginn dieser Austreibungsperiode ändert sich der Schmerzcharakter der Wehe. Die Frau empfindet einen intensiven Impuls zum „Mitpressen", vergleichbar einem Drang, der sich bemerkbar macht, wenn verhärteter Stuhlgang herausgepreßt werden muß. Mit der Aktivierung der Bauchmuskulatur und des Zwerchfells wird die „Bauchpresse" betätigt und damit der gesamte Bauchinhalt unter Druck gesetzt. Die Gebärmutter wird in die Richtung des unteren Beckenausgangs verlagert, weil ein entsprechender Gegendruck von seiten des Beckenbodens fehlt.

Der Preßdrang ist erst in dieser Phase der Geburt sinnvoll, weil er jetzt dem Geburtsfortgang dient. Der Muttermund ist vollständig eröffnet und bildet keinen Widerstand mehr. In der vorangegangenen Eröffnungsperiode würde ein Mitpressen den Fortgang der Geburt nicht nur nicht unterstützen, sondern wäre für die Mutter selbst schädlich. Die gesamte Gebärmutter würde in das harte knöcherne Becken hineingepreßt, wobei besonders die der Gebärmutter vorn anliegende Harnblase Schaden nehmen würde. Es käme unter dem ständigen Druck zur Schädigung der Blasenwandung und damit zur Bildung von Fisteln zwischen der Blase und der Scheide, die von selbst nicht zuheilen.

In Entwicklungsländern wird unter der Vorstellung, daß damit die Geburt beschleunigt werden könne, die Gebärende häufig gleich beim Einsetzen der Wehen dazu angehalten, bei jeder Wehe mitzupressen. Fisteln zwischen Blase und Scheide sind hier dementsprechend ein häufiges medizinisches Problem.

Die Besonderheit der Austreibungsperiode besteht darin, daß zu der Kraft der Wehen, die völlig autonom – nur von der Gebärmutter selbst gesteuert – ablaufen, nun noch die weitgehend willkürlich betätigte Bauchpresse hinzukommt. Der unwillkürlich empfundene Drang zum Mitpressen ist so stark, daß sich die Gebärende ihm kaum widersetzen kann. Man spricht daher auch von einem „imperativen" Preßdrang. Unterstützt wird dieser dadurch, daß beim Mitpressen eine gewisse Linderung des Wehenschmerzes verspürt wird. Die Kreißende arbeitet in dieser Geburtsphase aktiv mit, der Fortgang der Geburt ist von diesen bewußten Anstrengungen abhängig.

In dieser teilweisen Verlagerung der Geburtsarbeit in die Abhängigkeit von der bewußten Mitarbeit der werdenden Mutter besteht eine gewisse Gefahr: Je tiefer das Kind in die äußeren Geburtswege vorangetrieben wird, um so mehr steigt der Widerstand des Beckenbodens an, mit dessen Anspannung und drohendem Einreißen die Geburt immer schmerzhafter wird. Die Frau verkrampft und verspannt sich und versucht aus Furcht vor den Schmerzen, das Mitpressen zu unterdrücken, was zu einer Verzögerung der Geburt führt. Der Preßdrang muß also so stark sein, daß sich die Gebärende über diese Schmerzen hinwegsetzt und trotzdem mitpreßt.

Es stellt sich hiermit die Frage, wie dieser Reflex entsteht, der die Frau im rechten Augenblick mitpressen läßt und der auch noch stark genug ist, daß er die psychische Sperre durch den Dehnungsschmerz des Beckenbodens überwindet.

Der Preßdrang in der Austreibungsperiode wird bisher durch einen Reflex erklärt, der ausgelöst wird, wenn der kindliche Kopf auf den Beckenboden drückt und diesen anspannt. Zum Wehenschmerz tritt nun noch der Dehnungsschmerz des äußeren Geburtskanals, wobei der Beckenboden eine „reflexogene" Zone bilden soll, deren Reizung den rechtzeitigen Preßdrang vermittelt (Cretius 1965; Lindgren 1960). Daneben wird angenommen, daß die Anregung zum Mitpressen durch das Druckgefühl im kleinen Becken vermittelt wird, ähnlich einer starken Blasen- oder Mastdarmfüllung (Sellheim 1907, 1927). Ein psychologisches Moment spielt dabei eine weitere Rolle, nämlich daß die Gebärende durch die Möglichkeit des aktiven Mitpressens von den Geburtsschmerzen etwas abgelenkt wird.

Diese Erklärungsversuche sind jedoch in mehreren Punkten unbefriedigend:

1. Der Preßdrang wird nur während der Wehe verspürt, der vorangehende Teil füllt aber auch in der Wehenpause das kleine Becken aus.
2. Das Auftreten des Preßdrangs ist weitgehend unabhängig vom Höhenstand des vorangehenden Teils. Er kann bereits empfunden werden, wenn der Kopf das Becken noch nicht ausfüllt und vom Beckenboden noch weit entfernt ist.
3. Eine Linderung des Wehenschmerzes durch Mitpressen wird erst in der Austreibungsperiode verspürt, nicht schon in der Eröffnungsperiode. Die psychologische Ablenkung von den Geburtsschmerzen kann also nur eine untergeordnete Rolle spielen.
4. Der Preßdrang wird in Einzelfällen – besonders nach verzögertem Geburtsverlauf und bei Mehrgebärenden – schon vor vollständiger Muttermunderöffnung verspürt, tritt aber in voller Stärke erst bei vollständiger Erweiterung des Muttermunds auf, auch wenn der vorangehende Kindsteil bereits vorher tief in das kleine Becken eingetreten ist.
5. Durch eine künstliche Dehnung des Beckenbodens von der Scheide her läßt sich der Preßdrang auch in der Wehenpause auslösen, allerdings nur in der Austreibungsphase.

Die Auslösung des Preßdrangs durch Dehnung des Beckenbodens führte zu der Annahme, daß der Beckenboden die reflexogene Zone zur Auslösung des Preßdrangs sei. Dabei wird jedoch übersehen, daß dies nur in der Austreibungsperiode möglich ist. Sonst führt eine Dehnung des Beckenbodens nie zu einem Preßdrang.

Ein eigenständiger Reflex, der nur bei Frauen und bei diesen nur wenige Male im Leben unter der Geburt in Aktion tritt, erscheint biologisch wenig sinnvoll. Zweckmäßigerweise liefe der Reflex der Vermittlung des Preßdrangs über eingefahrene Reflexbahnen. Das heißt, es muß eine enge physiologische Nähe zum Reflex der Mastdarmentleerung vorhanden sein. Somit stellt sich das Problem, ob sich eine solche Verbindung unter der Geburt nachweisen läßt.

Eine Erklärung ist in der besonderen anatomischen Aufhängung der Gebärmutter und in ihrer Nachbarschaft zum Enddarm zu sehen. Die in ihrer Gesamtheit als Parametrien bezeichneten, vorwiegend bindegewebigen Aufhängebänder des Uterus setzen sich aus den seitlichen Lgg. cardinalia und den von dorsal kommenden Lgg. sacrouterina zusammen (s. Kap. 3). Medial von den letzteren verlaufen in einer Falte, der Plica rectouterina, die schwach ausgebildeten Lgg. rectouterina vom Gebärmutterhals zum Mastdarm. Dieses System des Gebärmutterhalteapparats wird in der Eröffnungs- und Austreibungsperiode unterschiedlich beansprucht.

In der Eröffnungsperiode ist die Wehenkraft darauf gerichtet, den Muttermund zu eröffnen. Die Muskulatur zieht den Gebärmutterhalskanal schrittweise um den wie ein Keil wirkenden vorangehenden Teil des Kindes aus und

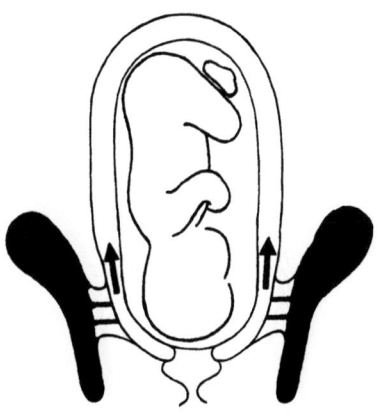

Abb. 8. Die Wirkung der Wehenkraft in der Eröffnungsperiode: Die (waagerechten) Aufhängebänder der Gebärmutter unterliegen keiner besonderen Anspannung durch die Wehenkraft *(Pfeile)* der Gebärmuttermuskulatur (schematische Darstellung)

eröffnet damit den Muttermund. Die Kraft der Wehen findet ihre Gegenkraft im Eröffnungswiderstand des Gebärmutterhalskanals (Abb. 8). Abgesehen von der Tatsache, daß sie teilweise in den sich eröffnenden Muttermund einbezogen werden, bleiben die Parametrien in dieser Phase der Geburt von der Wehenkraft im wesentlichen unberührt.

Mit Beginn der Austreibungsperiode ändern sich die geburtsmechanischen Verhältnisse: Der Muttermund ist vollständig erweitert und unterliegt unter der Wehe selbst keinen weiteren Eröffnungstendenzen. Er zieht sich unter dem Zug der Wehen um den vorangehenden Teil des Kindes nach oben zurück (und ist bei der geburtshilflichen Untersuchung durch die Scheide nicht mehr zu tasten). Durch dieses Zurückweichen werden die vom Gebärmutterhalskanal zur seitlichen Beckenwandung ziehenden *Aufhängebänder unter der Wehe angespannt*. Auf sie wirkt jetzt die volle Stärke der Wehe. Dabei entspricht physikalisch die Kraft, mit welcher der vorangehende Teil in die äußeren Geburtswege gedrängt wird, einem Zug, der die Parametrien in Spannung versetzt (Abb. 9).

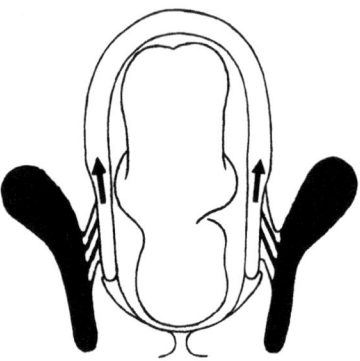

Abb. 9. Die Wirkung der Wehenkraft in der Austreibungsperiode: Der von der Wehenkraft über den vorangehenden Teil des Kindes zurückgezogene Gebärmutterhalskanal bewirkt eine Anspannung der (jetzt schräg liegenden) Aufhängebänder der Gebärmutter

Der Zug an den Aufhängebändern der Gebärmutter betrifft auch die Lgg. rectouterina und führt zu einer Spannung der Wand des Mastdarms. Beim Rückzug des vollständig eröffneten Muttermunds über den vorangehenden Kindsteil nach oben folgt das dem Muttermund benachbarte obere Scheidenende (Scheidengewölbe) passiv dieser Dehnung. Dadurch wird die gesamte Scheidenwand in Spannung versetzt. Diese Spannung ergreift auch den der hinteren Scheidenwandung anliegenden Mastdarm.

Die Spannung der Parametrien, der Scheide und der Wandung des Mastdarms bedingen die Änderung der Schmerzqualität in der Austreibungsperiode (im Gegensatz zu den Dehnungsschmerzen des Gebärmutterhalskanals in der Eröffnungsperiode). Der *Preßdrang* wird dabei wie ein plötzlich auftretender *Stuhldrang* empfunden. Die starke Spannung der Darmwandung unter der Wehe vermittelt das Gefühl der Darmfüllung, das reflektorisch zum Preßdrang führt.

Durch die Vordehnung der Mastdarmwandung in der Austreibungsperiode läßt sich auch die Tatsache erklären, daß durch künstliche Dehnung des Beckenbodens – wie durch Hebamme oder Geburtshelfer in der Austreibungsperiode vielfach üblich – ein Preßreflex auszulösen ist. Die Spannung der Wandung des Enddarms wird dadurch noch vermehrt, über den angeführen Mechanismus kommt es zum Preßdrang.

In der Preßwehe kommen die Kraft der Wehe und der Bauchpresse gleichzeitig zur Wirkung. Die Muskulatur der Gebärmutter zieht den eröffneten Gebärmutterhalskanal nach oben und spannt damit die Parametrien und die Scheidenwandung maximal an. Die Bauchpresse drängt die gesamte Gebärmutter nach unten, die Parametrien und die Scheide werden dadurch entspannt (Abb. 10). Diese Entspannung führt zu einer Abnahme der Wehenschmerzen (bei Zunahme der Dehnungsschmerzen von seiten des Beckenbodens). Dem entspricht auch die Angabe der Frauen,

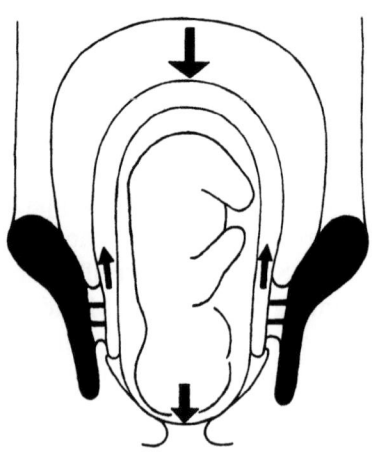

Abb. 10. Das Zusammenwirken von Bauchpresse *(oberster Pfeil)* und Wehenkraft in der Austreibungsperiode: Die zunächst gespannten Aufhängebänder der Gebärmutter werden durch die Verlagerung der gesamten Gebärmutter nach unten entspannt

daß die Wehenschmerzen erträglicher werden, wenn sie mitpressen können.

Preßdrang vor vollständiger Erweiterung des Muttermunds kommt manchmal dadurch zustande, daß die Parametrien durch die sich zurückziehende Zervix schon vor deren vollständiger Eröffnung in Spannung geraten. Das ist der Fall bei straffem Muttermund, der seiner Eröffnung viel Widerstand entgegensetzt, auch bei Vielgebärenden ist dies zu beobachten. Hier sind die höheren Anteile des Gebärmutterhalskanals (unteres Uterinsegment) bereits so stark vorgedehnt, daß die Parametrien vorzeitig in Spannung geraten. Die Gebärende versucht dann zu früh, durch Mitpressen die Spannung zu verringern und so die Schmerzen herabzusetzen.

Der Preßdrang in der Austreibungsperiode bedient sich eines Reflexmusters, das der Frau durch den Stuhlentleerungsreflex bereits vertraut ist. Ein unter der Geburt völlig neu auftretender Reflex, der nicht schon eingeübt ist, birgt die Gefahr in sich, daß er versagt. Dieser Reflex und das Nachlassen des Wehenschmerzes (durch die Entspannung der Bänder beim Pressen) machen den Preßdrang so stark, daß die Gebärende auch gegen die zunehmenden Schmerzen des Beckenbodens „anpreßt" und damit den Widerstand des Beckenbodens in der zweiten Geburtsphase überwindet. Die Stärke des Preßdrangs trägt dazu bei, die Austreibungsperiode, die für das Kind die gefährlichste Geburtsphase ist, abzukürzen.

8 Die geistige Entwicklung des Menschen und die Fruchtbarkeit der Frau in ihrer Beziehung zur Evolution der Geburt

8.1 Die biologischen Ursachen der zeitlichen Begrenzung der weiblichen Fruchtbarkeitsphase

Bei den meisten Tieren und auch noch bei den männlichen Vertretern der Gattung Mensch umfaßt die Phase der Fruchtbarkeit den größten Zeitraum des natürlichen Lebens. Die Frau macht hier eine Ausnahme (Richmond 1987). Ihre *Fruchtbarkeit erlischt* lange vor ihrem natürlichen (Alters-)Tod bereits im Alter von etwa 40–45 Jahren.

Jenseits von 40 Jahren haben nur noch 3 von 100 Frauen die Erwartung, ein Kind zu gebären, im Alter über 45 Jahren sind es nur noch 5 von 1000. Frauen im Alter von über 52 Jahren sind nach schweizerischen und amerikanischen Statistiken nicht von einem lebenden Kind entbunden worden (Korte 1966).

Das Alter, in dem die *Menopause*, d.h. die letzte Regelblutung, eintritt, verschiebt sich in immer *höhere Altersstufen:* Nach Baeckmann (1948) nimmt man an, daß in der Antike die Menopause im Durchschnitt auf das 40. Lebensjahr fiel, während sie im 19. Jahrhundert etwa mit 45 Jahren zu erwarten war. Für 1963 wird das durchschnittliche Menopausenalter mit 49,2 Jahren angegeben (Klemm 1963), und 1987 ist es bereits auf 52 ± 3 Jahre angestiegen (Lauritzen 1987).

Die biologische Funktion der in Relation zur Lebenszeit lange dauernden Fruchtbarkeit bei Tieren liegt in der Möglichkeit vieler Nachkommen. Mit der Zahl der eigenen

Nachkommen erhöht sich die Wahrscheinlichkeit, daß möglichst viele von diesen selbst wieder das fortpflanzungsfähige Alter erreichen und sich bzw. die Gene weiter vermehren. Gleichzeitig steigt aber auch die Anzahl möglicher neuer Genkombinationen an, von denen sich einige als besonders „tüchtig" in der Umwelt durchsetzen können. Eine möglichst lange Phase der Fruchtbarkeit ist daher ein Faktor, der die Vermehrung der eigenen Gene begünstigt.

Unter diesem Gesichtspunkt erscheint die natürlicherweise zeitlich begrenzte Phase der Fruchtbarkeit der Frau zunächst problematisch: Werden doch damit bei oberflächlicher Betrachtung ihre eigenen Fortpflanzungschancen eingeschränkt.

Interessant ist die Begrenzung der Fruchtbarkeit auch im Hinblick darauf, daß bei der Geburt in beiden Eierstöcken etwa 400 000 Eizellen angelegt sind. In der fortpflanzungsfähigen Phase reift von diesen in jedem Zyklus jeweils eins zum Eisprung heran und wird zur Befruchtung freigegeben. Es werden in der befruchtungsfähigen Phase von 15–45 Jahren nur etwa 360–400 Eizellen (nach Lauritzen 1987 etwa 350) verbraucht, wobei sich diese Zahl durch Schwangerschaften und Stillzeiten noch verringert. Von dem großen Vorrat an Eizellen ist also mit einem Tausendstel nur ein verschwindend geringer Bruchteil notwendig. Primär wäre die Fruchtbarkeit also auf eine wesentlich längere Zeit angelegt.

Bei unbefangener Betrachtung könnte in dem Erlöschen der weiblichen Fruchtbarkeit eine gnädige Fügung der Natur gesehen werden, welche die Frau vor immer wieder neuen Schwangerschaften bis ins hohe Alter hinein bewahrt. Eine solche Erklärung ist biologisch nicht befriedigend: Das Klimakterium der Frau muß das *Ergebnis evolutionärer Prozesse* sein, welche der Frau in irgendeiner Form einen Fortpflanzungsvorteil bringen.

Bei der Besprechung der einzelnen Schwangerschafts- und Geburtsrisiken wurde immer wieder deutlich, daß mit der Häufigkeit der Entbindungen die *geburtsbedingte Lebensgefahr* für die Frau *ansteigt.* Die Häufigkeit von Querlage, vorzeitiger Ablösung des Mutterkuchens, vorliegendem Mutterkuchen, Lösungsstörungen des Mutterkuchens und atonischen Nachblutungen steigt jeweils mit der Zahl der Schwangerschaften an. Spätgestosen nehmen mit dem Alter der Frau und den vorangegangenen Schwangerschaften zu und können durch Eklampsieanfälle tödlich sein.

Das mit dem Alter zunehmende Risiko von Schwangerschaft und Geburt zeigt sich in der ansteigenden Frequenz operativer Entbindungen: So liegt die Rate an Schnittentbindungen bei über 42jährigen Frauen bei 30%, bei Erstgebärenden sogar über 60% (Quaas u. De Gregorio 1989).

Nicht übersehen werden darf auch das hohe Risiko der Krampfadern. Krampfadern sind als Folge der aufrechten Haltung ein spezifisch menschliches Leiden. Ihre Folgen, Venenentzündungen und Thrombosen, nehmen mit dem Gebäralter zu und können in Form von Embolien zur tödlichen Gefahr werden.

Der hohen Intelligenz und Lernfähigkeit des Menschen entspricht eine lange Entwicklungsphase, in welcher das Kind ganz auf die Fürsorge insbesondere seiner Mutter, angewiesen ist. Besonders unter mehr archaischen Umständen, durch welche die Entwicklung des Menschen geprägt wurde, war die Abhängigkeit des Kindes von seiner Mutter sehr groß. Der Tod der Mutter bedrohte das Leben des Kindes, weil auf die Fürsorge des Vaters kein Verlaß war. Zur Jagd oder wegen kriegerischer Auseinandersetzungen häufig abwesend oder durch eine neue Frau gebunden, kümmerte er sich nur unzureichend um seinen bereits vorhandenen Nachwuchs, zu dem ihm häufig eine engere Bindung abging. Im harten Daseinskampf wird auch der Einsatz von Verwandten nur gering gewesen sein. Der Verlust der Mutter bedeutet deshalb noch lange Zeit über die Phase des Gestilltwerdens hinaus eine Gefahr. Einer erhöhten Krankheitsanfälligkeit bei geschwächter Abwehr durch unzureichende Ernährung oder den Gefahren der Umwelt fielen diese Kinder häufig zum Opfer. Bis in die heutige Zeit hinein ist die Mortalität von Kindern, die ohne die eigene Mutter aufwachsen müssen, erhöht. Nach Westin (1989) lag in Schweden im 19. Jahrhundert die Aussicht mutterloser Kinder, 5 Jahre alt zu werden, für ein Neugeborenes bei 1,6 %, für Kinder zwischen 1 und 5 Jahren nur bei 13 %, und erst im Alter über 5 Jahre stieg die Überlebenswahrscheinlichkeit auf 94 % an.

Unter biologischen Gesichtspunkten bedeutet dies, daß eine Frau, die an den Folgen einer Schwangerschafts- oder Geburtskomplikation stirbt, von ihrem Nachwuchs nicht nur dieses Kind verliert, sondern auch einen Teil der Kinder, die sie vorher geboren hat. Statistisch hat diese Frau einen geringeren Fortpflanzungserfolg als eine Frau, deren Fruchtbarkeit durch das Klimakterium zeitlich begrenzt ist und weniger Kinder zur Welt bringt. Ein Zahlenbeispiel kann dies verdeutlichen.

Die Biologie bedient sich zur Erklärung von natürlichen Phänomenen, insbesondere in der Verhaltensforschung, zunehmend eines Zweigs der Mathematik, der „Spieltheorie". Diese wurde zunächst von Neumann u. Morgenstern (1944) für wirtschafts- und sozialwissenschaftliche Probleme entwickelt. In die Verhaltensbiologie wurde sie dann von Maynard Smith u. Price (1973) übertragen, denen die Ähnlichkeit vieler Problemstellungen aufgefallen war.

„Spieler" im Sinne der Spieltheorie sind in diesem Fall die Frauen, die in bezug auf die Fortpflanzung miteinander in Konkurrenz stehen, also gegeneinander „spielen". „Gewinner" ist dabei die Frau, die möglichst viele eigene Kinder nicht nur zur Welt bringt, sondern auch bis zur Fortpflanzungsreife aufziehen kann, weil mit der Zahl des eigenen Nachwuchses (unter zahlreichen anderen Faktoren) die Chancen für die Vermehrung der eigenen Gene ansteigen.

Es werden 2 Frauen miteinander verglichen. Die erste verfüge über eine zeitlich unbegrenzte Fruchtbarkeit; die Fruchtbarkeit der zweiten ende mit 42 Jahren. Beide Frauen bekommen alle 3 Jahre ein Kind. 9 Monate dauert die Schwangerschaft, etwa 2 Jahre verhindert häufiges Stillen eine Befruchtung, danach sind beide Frauen wieder empfängnisbereit. Beide Frauen beginnen mit 18 Jahren. Die erste Frau stirbt mit 45 Jahren an einer der zahlreichen Schwangerschafts- und Geburtsrisiken, die ja mit zunehmendem Alter und der Schwangerschaftshäufigkeit rasch ansteigen. Von ihrem gesamten Nachwuchs sterben dann nicht nur ihr zehntes Kind, sondern auch die letzten 3 im

Alter von 3–9 Jahren, weil sich niemand ausreichend um diese kümmert. Für die weitere Fortpflanzung verbleiben also 6 Kinder. Die zweite Frau, die ihre letzte Schwangerschaft mit 42 Jahren austrägt, hat zwar nur 9 Kinder geboren, kann diese aber alle bis zur Selbständigkeit und Fortpflanzungsreife großziehen, so daß diese sich weiter vermehren können. Diese Frau hat trotz ihrer zeitlich beschränkten Fruchtbarkeit mit weniger Schwangerschaften einen deutlichen Fortpflanzungsvorteil gegenüber der ersten Frau mit mehr Schwangerschaften als Folge ihrer zeitlich unbegrenzten Fruchtbarkeit.

Dieses Zahlenbeispiel verdeutlicht, daß die mit dem Alter und der Häufigkeit der Schwangerschaften zunehmende Gefährlichkeit von Schwangerschaft und Geburt unter evolutionsbiologischen Gesichtspunkten eine *zeitliche Beschränkung der weiblichen Fruchtbarkeit zweckmäßig* erscheinen läßt. Da sie mit einem Fortpflanzungsvorteil verbunden ist, breitet sich eine erbliche Anlage dazu rasch aus. Die Begrenzung der weiblichen Fruchtbarkeit durch das Klimakterium ist somit eine indirekte Folge der Entwicklung des Menschen zu einem intelligenten Wesen. (Auf die Ursachen der Verschiebung des Klimakteriums der Frau in immer höhere Altersstufen wird im 10. Kap. eingegangen.)

8.2 Das Klimakterium der Frau

Das Ende der weiblichen Fruchtbarkeit kommt dadurch zustande, daß die *Eierstöcke ihre Funktion einstellen.* Dieser Prozeß beginnt schon relativ früh. Nach Bürger u. Seidel (1958) nimmt das Organgewicht der Eierstöcke bereits nach dem 30. Lebensjahr leicht, ab dem 35. Jahr deutlich ab. Sie reagieren weniger auf die gonadotropen Hormone aus der Hypophyse, die vermehrt ausgeschüttet werden und sich in immer höheren Konzentrationen im Blut finden.

Die Funktionslosigkeit der Eierstöcke setzt jedoch nicht schlagartig ein, die Ansprechbarkeit auf die gonadotropen Hormone verliert sich vielmehr allmählich. Diese Phase mit stark wechselnden Blutspiegeln von Sexualhormonen aus den Eierstöcken einerseits und gonadotropen Hormonen aus der Hypophyse andererseits macht sich für die Frau in den typischen Wechseljahrbeschwerden bemerkbar (Hitzewallungen, Reizbarkeit, Unausgeglichenheit, depressive Verstimmungen, Schlaflosigkeit, Herzklopfen usw.). Die individuell unterschiedlich ausgeprägten Symptome können Krankheitswert annehmen und die betroffene Frau arbeitsunfähig machen. Der Höhepunkt der Beschwerden wird allgemein 3 Jahre nach der Menopause erreicht (Lauritzen 1987).

Die Wecheljahrbeschwerden scheinen etwas biologisch Widersprüchliches zu sein. Hier treten beinahe „natürlicherweise" funktionelle Beschwerden bei der Frau auf, die ihre Lebenstüchtigkeit zumindest vorübergehend einschränken. Dies scheint mit der von der Natur angestrebten, weil von der Evolution begünstigten, optimalen Funktionstüchtigkeit nicht vereinbar zu sein. Der Widerspruch ist auf folgende Weise zu klären:

Die *Symptome der Wechseljahre* treten in einer Lebensphase auf, in der die Frau ihre *Fortpflanzungsfähigkeit bereits verloren* hat. Durch die Beschwerden wird ihr Fortpflanzungserfolg nicht mehr beeinträchtigt. Damit entfällt die Möglichkeit, daß diese im Verlauf der natürlichen Evolution eliminiert werden.

Der Abfall der Östrogene durch den Funktionsverlust der Eierstöcke bedingt eine biologische Alterung der Frau (Lauritzen 1987; Nachtigall u. Heilmann 1987):

Die Haut wird beschleunigt faltig. Die Frau bekommt dadurch ihr „altes" Aussehen. Biologisch ist das nicht von Nachteil, wenn die Frau in dieser Lebensphase nicht mehr (sexuell) reizvoll wirkt. Mögliche Kohabitationen würden doch nicht zu Schwangerschaften führen.

Die Knochen entkalken und werden brüchig (Osteoporose). Die Folge ist häufig ein Zusammensinken der Wirbelsäule durch Einbrüche der Deckplatten der Wirbelkörper, was zu einer Deformierung der Wirbelsäule insgesamt führt (sog. „Witwenbuckel"). Gefährlicher sind Oberschenkelhalsbrüche, an denen immerhin 15% der Patientinnen sterben.

Die Blutgefäße verlieren ihre Elastizität (wenn auch nicht in dem Maße wie beim Mann), der Blutdruck steigt an, was häufig zu Herzinfarkten und Schlaganfällen führt.

Eine verlängerte Östrogenproduktion der Eierstöcke schiebt den natürlichen Tod durch Verzögerung der Alterungsprozesse wahrscheinlich hinaus. Ein *längeres Leben* wird jedoch *von der Evolution nicht gefördert*, eher ist das Gegenteil der Fall. Biologisch betrachtet haben Lebewesen, welche die Fortpflanzung abgeschlossen haben, ihren Zweck erfüllt. Ein längeres Leben bringt ihnen keine Vorteile mehr, im Gegenteil, sie wären „nutzlose" Konkurrenten um die Lebensressourcen für den eigenen Nachwuchs, welcher die eigenen Gene bzw. genetischen Programme weiterträgt. Dessen eigene Lebens- und Fortpflanzungschancen würden vermindert.

Der Mensch hat jedoch unter den Lebewesen eine Ausnahmestellung: Seine *biologische Fortpflanzungsphase* muß noch *um die Zeit verlängert* werden, die benötigt wird, um den eigenen *Nachwuchs bis zur Selbständigkeit und Fortpflanzungsfähigkeit großzuziehen*, d. h. etwa 15–20 Jahre für das jüngste Kind. Addiert man diese Zeit zu der eigentlichen Fruchtbarkeitsphase der Frau, dann erhält man ein Alter von etwa 60 Jahren.

Ein Alter von 60 Jahren sollte von der Frau biologisch erreicht werden, um den eigenen Fortpflanzungserfolg sicherzustellen. Wenn man hierzu als eine gewisse „Sicherheitsreserve" noch eine Zeitspanne von etwa 15–20 Jahren hinzuzählt, erhält man mit 70–80 Jahren das Lebensalter der Frau, das diese natürlicherweise erreicht. (Es wäre hier verkehrt, aus der erheblich kürzeren Lebenserwartung, welche die Menschen früher erreicht haben, auf das biologische Lebensalter zu schließen; es lag früher insbesondere wegen der hohen Kindersterblichkeit so niedrig.)

Ob die Lebenserwartung der Frau tatsächlich durch diese Faktoren bestimmt wird, ob ein höheres Alter biologisch für den Menschen überhaupt möglich wäre, muß dahingestellt bleiben. Insgesamt kann das normale menschliche Lebensalter durch diese Überlegungen biologisch erklärt werden. Dem widerspricht auch nicht die Tatsache, daß der Mensch subjektiv anders empfindet. Dem Menschen sind die Mechanismen der Evolution, denen er unterworfen ist, nicht bewußt. Die Bedürfnisse und Triebe sind ihm zwar von der Natur mitgegeben, ihre Erfüllung jedoch nicht immer vorgesehen. Auch die Aufgaben des „Selbsterhaltungstriebs" sind begrenzt. Die Evolution fragt (anthropomorph ausgedrückt) nicht nach dem Glück des Menschen; oder, wie Freud (1972) meint: „... man möchte sagen: die Absicht, daß der Mensch glücklich sei, ist im Plan der Schöpfung nicht enthalten."

9 Evolutionsbiologische Gleichgewichte

Aus dem bisher Dargelegten geht hervor, daß die menschliche Geburt Ergebnis mehrerer evolutionsbiologischer Prozesse ist, in denen sich nach Art einer *Kosten-Nutzen-Bilanz* ein optimals Gleichgewicht zwischen verschiedenen Tendenzen einstellt, die primär unvereinbar erscheinen: Die Verfolgung einer Tendenz, die Vorteile mit sich bringt, ist untrennbar mit Risiken oder Nachteilen verbunden, die auf einem anderen Gebiet in Kauf genommen werden müssen. Eine Zusammenfassung zeigt die Komplexität und die Überschneidungen der verschiedenen Prozesse, welche die Geburt in ihrer augenblicklichen Form bestimmen.

9.1 Der Zervixverschluß

Der feste Zervixverschluß dient der Sicherung der Schwangerschaft gegen Schwerkraft und intraabdominelle Druckerhöhungen (s. Kap. 4.1). Die Gefahr eines zu schwachen Zervixverschlusses ist die Frühgeburt (wie bei Zervixinsuffizienz), wobei das Kind infolge Unreife keine Überlebenschancen hat. Auf der anderen Seite liegt die Gefahr des zu festen Zervixverschlusses im erhöhten Eröffnungswiderstand unter der Geburt mit entsprechend verlängerter Eröffnungsperiode, durch welche das Kind belastet und gefährdet wird. Das optimale Gleichgewicht ist gefunden, wenn die Sterblichkeit durch zu frühe Geburt derjenigen durch einen protrahierten Geburtsverlauf entspricht.

9.2 Verhältnis zwischen kindlichem Kopf und mütterlicher Beckenweite

Wie gezeigt wurde (s. Kap. 5.2.1), kann die mütterliche Beckenweite im Verlauf der Entwicklung nicht beliebig erweitert werden. Dem steht die Evolutionstendenz zu einer weiteren Intelligenzentwicklung, die mit mehr Gehirnsubstanz und größerem Kopf verbunden ist, gegenüber. Ein zu großer Kopf bei der Geburt ist sowohl für die Mutter als auch für das Kind (durch Uterusruptur) tödlich. Es kommt zu einer Art Gleichgewicht zwischen dem biologischen Vorteil einer besseren Umweltbewältigung durch höhere Intelligenz und den damit ansteigenden Geburtsrisiken für Mutter und Kind.

9.3 Entwicklungsreife des Gehirns und Geburtszeitpunkt

Da die Gehirnmasse mit einem entsprechend großen Schädel zu einem Risikofaktor bei der Geburt wird, besteht die Tendenz, den Geburtszeitpunkt auf einen früheren Entwicklungszeitpunkt zu legen, zu dem das Gehirnvolumen noch gering ist (s. Kap. 5.2.3). Ein größeres Gehirn in ausgereiftem Zustand bedingt die Notwendigkeit einer Verkürzung der intrauterinen Entwicklungsphase mit entsprechend kleinem Gehirnvolumen zum Geburtszeitpunkt. Ein geringes Gehirnvolumen durch Vorverlegung der Geburt bedeutet aber eine Unreife des Gehirns, welche ihrerseits wieder mit Gefahren für das Kind verbunden ist. Die für das extrauterine Überleben wichtigen Gehirnzentren für Atmung und Nahrungsaufnahme und die primitiven Abwehrreflexe, wie Husten und Niesen, müssen ausgebildet sein. Den Vorteilen einer weiteren Intelligenzentwicklung stehen bei einer Vorverlegung des Geburtszeitpunkts die Gefahren der Unreife gegenüber.

9.4 Geburtsauslösung

Den Gefahren der Frühgeburtlichkeit stehen andererseits die Gefahren einer zeitlichen und funktionellen Übertragung gegenüber (Plazentainsuffizienz, Nabelschnurkompression durch Verminderung der Fruchtwassermenge, s. Kap. 6). Die bei notwendiger Schwangerschaftsbeendigung vom Kind ausgesandten Signale müssen so deutlich sein, daß sie zum richtigen Zeitpunkt von der Gebärmutter mit der Auslösung von Geburtswehen beantwortet werden. Ist das Informationssystem zu sensibel, drohen die Gefahren der Unreife, während es bei zu geringer Ansprechbarkeit zur Übertragung kommt.

9.5 Dauer der weiblichen Fruchtbarkeitsphase

Der Fortpflanzungserfolg einer Frau steigt nicht mit der Dauer ihrer fruchtbaren Phase an (s. Kap. 8). Die mit dem Alter und der Häufigkeit der Schwangerschaften und Geburten zunehmende Gefahr für das Leben der Mutter macht eine zeitliche Begrenzung der Fruchtbarkeit notwendig. Je später die fruchtbare Phase endet, um so größer ist die Gefahr, daß die Frau an einer Geburts- bzw. Schwangerschaftskomplikation stirbt und damit auch einen Teil ihrer vorher geborenen Kinder für eine weitere Fortpflanzung verliert. Ein zu frühes Ende der Fruchtbarkeitsphase hat zur Folge, daß in der fruchtbaren Lebensperiode weniger Kinder geboren werden können, so daß von dieser Seite der Fortpflanzungserfolg begrenzt wird. Ein Gleichgewicht zwischen diesen negativen Tendenzen spielt sich ein, wenn das Ende der Fruchtbarkeit zu einem Zeitpunkt eintritt, der einen optimalen Fortpflanzungserfolg bringt, d.h. zu einem Zeitpunkt, an dem die Nachteile einer Begrenzung des Fortpflanzungserfolgs durch eine zu lange fruchtbare Phase die Nachteile einer zu starken Verkürzung aufwiegen.

Auf der anderen Seite steht die Dauer der weiblichen Fortpflanzungsperiode in einem Gleichgewicht mit der Gefährlichkeit der Geburt: Geringere Gefährdung durch die Geburten – beispielsweise durch die Begrenzung der kindlichen Hirnsubstanz bei der Geburt – ermöglicht eine Verlängerung der weiblichen Fruchtbarkeitsphase und damit eine größere Anzahl von möglichen Nachkommen. Der Nachteil liegt jedoch in deren begrenzter Intelligenz und geringerer Lebenstüchtigkeit, was sich auf den Fortpflanzungserfolg insgesamt wieder negativ auswirkt.

9.6 Die Priorität der Gehirnentwicklung

Diese Gleichgewichte bilden sich unter dem Druck der biologischen Evolution, wobei der *maximal erreichbare Fortpflanzungserfolg* (der „Spielgewinn" der mathematischen Spieltheorie) das Kriterium ist, an dem sich das Gleichgewicht jeweils einstellt. Dabei stehen alle diese Prozesse in enger gegenseitiger Verbindung und Abhängigkeit.

Diese evolutionsbiologischen Gleichgewichte sind dabei das Ergebnis von Prozessen, die sich über viele Generationen hingezogen haben. Auf einer bestimmten Höhe muß sich unter dem *Konkurrenzdruck* im Wettbewerb um die besten Fortpflanzungschancen bei knappen Lebensressourcen jeweils das Gleichgewicht einstellen, das mit dem besten Fortpflanzungserfolg verbunden ist.

Welcher Wettbewerbsdruck dabei bestand, wird vor dem Hintergrund der Entwicklung der Weltbevölkerung deutlich: In der Zeit von 1000 v. Chr. bis etwa 1700 n. Chr. brauchte sie etwa 800–1000 Jahre, um sich jeweils zu verdoppeln. Demnach hat sich über Generationen hinweg der Bevölkerungsstand nur geringfügig geändert. Für die Menschen bedeutete dies, daß (statistisch gesehen) jeder Frau von den vielen Kindern, die sie zur Welt brachte, nur jeweils 2 übrig blieben, die sich selbst wieder weiter fortpflanzen konnten.

Eine Frau (bzw. ein Paar) konnte die eigenen Fortpflanzungschancen rein statistisch durch eine zahlreiche Nachkommenschaft nur auf Kosten derjenigen verbessern, die nicht so „erfolgreich" waren.

Diese verschiedenen Punkte zeigen, daß gegenüber anderen Tendenzen, die an sich auch biologisch wünschenswert wären (eine kurze, komplikationsarme Geburt, eine längere Schwangerschaftsdauer, eine längere Fruchtbarkeitsperiode) der Entwicklung des Gehirns stets eine gewisse Priorität eingeräumt wird. So bestätigt sich selbst noch auf dieser Ebene, daß der Mensch in erster Linie ein „Gehirnwesen" ist. Seiner Intelligenz verdankt der Mensch seinen biologischen Erfolg.

Die o.g. Überlegungen gelten unter den Bedingungen der weitgehend „natürlichen" Geburt, deren Gefährlichkeit Frauen und Kinder hilflos ausgeliefert waren. Die Entwicklung der Geburtshilfe, welche die kindliche und mütterliche Mortalität soweit vermindert, daß sie biologisch keine Rolle mehr spielt, stellt einen Eingriff dar, der die natürlichen Gleichgewichte der Evolution verändert.

Aufgabe des nächsten Kapitels ist aufzuzeigen, welche Änderungen des Evolutionsprozesses der „künstliche" Eingriff der Geburtshilfe bewirken konnte.

10 Das Phänomen der Akzeleration

Die bisherigen Überlegungen gingen davon aus, daß die menschliche Geburt nicht von einer hoch entwickelten *wissenschaftlichen Geburtshilfe* beeinflußt war, die Geburt also noch weitgehend „natürlich" vonstatten ging. Die medizinische Geburtshilfe, wie sie sich im Laufe der letzten beiden Jahrhunderte entwickelte, bedeutet einen tiefen Eingriff in das Geburtsgeschehen, der die *weitere biologische Evolution des Menschen beeinflußt.*

Der Geburtshilfe ist es zunehmend gelungen, die *Gefahren für Mutter und Kind zu eliminieren:*

- Etwa seit dem fünften Jahrhundert sind „zerstückelnde Operationen" bekannt: Kinder, die in Querlage liegen oder für das mütterliche Becken zu groß sind, werden durch die Scheide in Stücke geschnitten und extrahiert (wobei das Kind natürlich nicht überlebt; dieser Eingriff mutet sehr grausam an, ist aber die einzige Chance für das Überleben der Mutter).
- Seit Ende des 17. Jahrhunderts wurden zunächst von Hebammen (Justine Siegemundin) und seit der Mitte des 18. Jahrhunderts durch die sich als akademische Wissenschaft konstituierende Geburtshilfe eine Reihe von Handgriffen entwickelt, durch welche in lebensbedrohlichen Situationen der Mutter bzw. dem Kind geholfen werden kann.
- Etwa seit Beginn des 18. Jahrhunderts gibt es Lehrbücher für Hebammen, seit der Mitte des 18. Jahrhunderts wird ihre Ausbildung institutionalisiert (Hakemeyer u. Keding 1986; Shorter 1989).

- Etwa seit 1670 wurden in England und unabhängig davon etwas später in Gent die ersten geburtshilflichen Zangen entwickelt (Schadewaldt 1986; Pecker 1986). Damit gelingt es z.T. bei verengtem Becken und erhöhtem Widerstand des muskulären Beckenbodens, die Geburt doch noch erfolgreich zu beenden. 1953 wurde von dem Schweden Malmström die Saugglockenentbindung (Vakuumextraktion) etwa für den gleichen Indikationsbereich in die Geburtshilfe eingeführt (s. Malmström 1954).
- Seit Beginn dieses Jahrhunderts setzt sich zur Überwindung des Mißverhältnisses zwischen kindlichem Kopf und mütterlichem Becken zunehmend der Kaiserschnitt durch, nachdem im letzten Viertel des 19. Jahrhunderts die Grundlagen dafür geschaffen, er aber zunächst mit einer mütterlichen Sterblichkeit von etwa 50% belastet war (Albrecht 1986; Stoll 1989). 1938 liegt die durchschnittliche Kaiserschnittfrequenz bei 3,3% mit einer mütterlichen Mortalität von 5,3%. Inzwischen liegt die durchschnittliche Frequenz der Kaiserschnitte bei etwa 13–15% mit einer mütterlichen Mortalität von unter 1% (De Gregorio 1989).

Durch diese Fortschritte ist die *mütterliche Mortalität* soweit *gesunken,* daß sie im allgemeinen Bewußtsein der Bevölkerung kaum noch eine Rolle spielt. 1984 betrug sie in der Bundesrepublik 10,8 Todesfälle auf 100 000 Lebendgeborene. Noch Mitte des 18. Jahrhunderts bestand eine große Furcht vor geburtshilflichen Todesfällen: Wie im Kap. 2 dargelegt, mußte damals etwa jede 10. Frau damit rechnen, im Zusammenhang mit einer Geburtskomplikationen ihr Leben lassen zu müssen.

Mit den geburtshilflichen Fortschritten ist auch die *Geburt für das Kind sicherer* geworden. Einen wesentlichen Fortschritt haben hier nochmals die 60er Jahre dieses Jahrhunderts mit dem zunehmenden Einsatz apparativer und laborchemischer Untersuchungen gebracht. So haben Kardiotokographie (Hammacher et al. 1968), Ultraschalldiagnostik, Fruchtblasenspiegelung (Saling 1961), Bestimmung von Plazentahormonen, pH-Bestimmung des fetalen Blutes (Saling 1961) u. a. die perinatale kindliche Mortalität in der Bundesrepublik in den letzten Jahren unter 10% absinken lassen. In diese Zahl gehn die unreifen Frühgeburten und die nicht lebensfähigen Mißbildungen ein (Hillemanns et al. 1989).

Weil die Geburtshilfe zunehmend Kindern mit größeren Köpfen und deren Müttern das Überleben der Geburt ermöglicht, werden auch die entsprechenden genetischen Anlagen häufiger weitergegeben. Während sie sich früher immer von selbst eliminierten, konnten sie sich – zunächst noch zögernd, seit der Möglichkeit der Kaiserschnitte aber ungehindert – vermehren.

So stehen am Anfang dieser Entwicklung eigentlich die „zerstückelnden Operationen". Hier überlebt zwar nicht das Kind mit dem zu großen Kopf, die Mutter aber kann ihre Anlagen über weitere Kinder, die nur knapp unter der Grenze des tödlichen Mißverhältnisses bleiben, vermehren.

Theoretisch betrachtet sollten diese geburtshilflichen Fortschritte entsprechend dem evolutionären Trend die weitere geistige Entwicklung des Menschen fördern, weil sie mit der Ausbildung eines größeren Kopfes auch ein größeres Hirnvolumen bereits bei der Geburt ermöglichen. Die Tendenz zu einer Höherentwicklung der menschlichen Intelligenz muß jedoch spekulativ bleiben: Es gibt derzeit noch keine Möglichkeit, die durchschnittliche menschliche Intelligenz über mehrere Generationen hinweg zu vergleichen.

Die Verbesserung der Geburtshilfe ist jedoch Ursache für ein anderes Phänomen, dessen Entwicklung bereits jetzt verfolgt werden kann. In den Ländern mit einem hohen Zivilisations- und Industrialisierungsgrad ist eine allgemeine Größenzunahme der Bevölkerung festzustellen. Weil diese mit einem beschleunigten Wachstum und einer Vorverlegung der sexuellen Reife vergesellschaftet ist, wird dieses Phänomen von Koch (1935), der es (als Schularzt) zuerst beschrieben hat, als „*säkulare Akzeleration*" bezeichnet. Später hat sich dafür der Begriff „*psychophysische Akzeleration*" eingebürgert.

Die Akzeleration ist in geringem Maße seit dem 19. Jahrhundert festzustellen, verstärkt jedoch erst seit dem Ende des ersten Weltkriegs. Gegenüber dem 18. Jahrhundert hat die endgültige durchschnittliche Körpergröße um 15 cm (Zimmer 1988) zugenommen. Nach Portmann (1956) lag die durchschnittliche Größenzunahme in der ersten Hälfte dieses Jahrhunderts bei etwa 1 cm pro Jahrzehnt (gemessen an schweizerischen Rekruten). Inzwischen erreichen deutsche Rekruten einen durchschnittlichen Längenzuwachs von 2 cm in einem Jahrzehnt (Zimmer 1988). In der Stadt ist die Akzeleration deutlicher als in ländlichen Gebieten, bevorzugt findet sie sich in höheren sozialen Schichten.

Es wird versucht, die Ursachen für die Akzeleration durch verschiedene Theorien zu erklären:

– Koch (1935) nahm an, daß bei vermehrter sportlicher Betätigung durch die ultravioletten Strahlen des Sonnenlichts in der Haut über eine verstärkte Produktion von Vitamin D ein wachstumsfördernder Effekt erzielt würde (Helioexpositionshypothese). Dem steht eigentlich entgegen, daß die Landjugend schon vorher bei der Feldarbeit dem Sonnenlicht besonders ausgesetzt war und das Phänomen der Akzeleration sich dort hätte schon früher zeigen müssen.

– Bennholdt-Thomsen (1942) vertritt die Ansicht, daß es durch die Abwanderung vom Lande besonders in den großen Städten zu einer Ansammlung des „leptomorphen" (großen, schlanken), auf geistige Tätigkeit ausgerichteten Menschentypus komme, der sich hier erfolgreich behaupte (Siebungshypothese). In ländlichen Regionen hätte nach Abwanderung der langwüchsigen Individuen die Bevölkerung entsprechend kleiner werden müssen. Hier findet sich jedoch auch eine Akzeleration, wenn auch mit einer gewissen zeitlichen Verzögerung.

- Weil die Akzeleration in Großstädten besonders deutlich ist, wird häufig – so etwa von Portmann (1956) angenommen, daß das Stadtleben mit seinen Anforderungen und vielfältigen Umweltreizen über zerebrale und hormonale Wachstumsreize einen großen Menschentypus hervorbringe (Urbanisationshypothese).
- Schließlich wird die Ursache, so von Lenz u. Keller (1965), in einer veränderten Ernährung, insbesondere in einer Zunahme des Fett- und Fleischgenusses, gesehen. Hauptfaktor sei dabei das Eiweiß mit seiner Einwirkung auf die Schilddrüsen- und Hypophysenfunktion, wodurch das Wachstum verstärkt und die Entwicklung beschleunigt werde (Ernährungshypothese). Gegen diese Annahme spricht, daß der Fett- und Fleischgenuß sehr unterschiedlich und gerade auch unter der bäuerlichen Bevölkerung sehr hoch sein kann.

Alle bisherigen Erklärungsversuche sind unter genetisch-evolutionsbiologischen Gesichtspunkten unbefriedigend, weil sie auf der wissenschaftlich widerlegten Annahme einer Vererbung erworbener Eigenschaften beruhen. Die Akzeleration müßte sich bei einer Änderung der Umweltfaktoren, etwa in Notzeiten oder bei der heute oft bewußt vollzogenen Abkehr vom Stadtleben, wieder umkehren. Bisher hat sich die Akzeleration jedoch als ein Prozeß erwiesen, der sich ohne Unterbrechung auch in Kriegs- und Notzeiten in den hochentwickelten Ländern fortsetzt.

Die bisherige Entwicklung der Akzeleration spricht dafür, daß sie auf einer *Änderung der genetischen Anlagen* in der Bevölkerung beruhen muß, die insgesamt einen größeren Menschentypus gegenüber früheren Zeiten ermöglicht. Danach ist die Frage zu klären, wo in der Biologie des Menschen ein entsprechender Entwicklungsfaktor zu suchen ist.

Eine wesentliche Ursache für die Änderung der genetischen Anlagen, welche die Akzeleration bedingen, ist in den *Fortschritten der Geburtshilfe* zu sehen. Wie in Kap. 5 gezeigt, haben in früheren Zeiten große Kinder und deren Mütter die Geburt häufig nicht überlebt, womit sich die genetischen Anlagen für große Geburtsgrößen selbst in Grenzen hielten. Heute macht eine differenzierte, zunehmend wissenschaftlich betriebene Geburtshilfe mit Hilfe der Geburtszange und vor allen Dingen dem Kaiserschnitt ein Überleben möglich. Es werden *durchschnittlich größere Kinder* geboren. Die Anlagen zu größeren Kindern können sich ausbreiten, weil sie nicht mehr eliminiert werden.

Eine solche Zunahme der durchschnittlichen Geburtsgröße läßt sich tatsächlich nachweisen. Nach Lenz u. Keller (1965) nahm das durchschnittliche Geburtsgewicht in der ersten Hälfte dieses Jahrhunderts von 3150 g auf 3300 g zu (in eigenen Untersuchungen wurde in mehreren Kollektiven bereits ein mittleres Geburtsgewicht von fast 3400 g gefunden, s. Kap. 5 u. 6). Die Zunahme der Geburtsgewichte wird durch weitere Untersuchungen bestätigt (Hansmann 1974; Oberheuser 1968; Falk 1989).

Zwischen dem Geburtsgewicht und der späteren Erwachsenengröße besteht eine Korrelation (Tanner 1955). Eine eigene Untersuchung zeigt einen Zusammenhang zwischen dem Wachstum vor und nach der Geburt (Warkentin 1979, Anhang 5).

Eine Vermehrung der genetischen Anlagen zu größeren Kindern bei der Geburt führt also auch über die Geburt hinaus über ein verstärktes Wachstum und eine allgemeine Beschleunigung der Entwicklungsvorgänge nicht nur zu einer größeren Erwachsenengröße, sondern auch zu einem *früheren Einsetzen der Pubertät*. Besonders augenfällig ist diese in der Vorverlegung der Menarche (erste Regelblutung) bei Mädchen. Nach Knußmann (1968) lag sie zu Beginn des 19. Jahrhunderts noch bei 17 Jahren, während sie heute bereits im Mittel mit 12 Jahren eintritt.

Mit diesen Überlegungen läßt sich die Tatsache gut in Übereinstimmung bringen, daß die *Akzeleration da besonders deutlich ist, wo sich die Fortschritte der Geburtshilfe am ehesten bemerkbar* machen:

– in den industrialisierten und hochzivilisierten Ländern;
– in den Großstädten mehr als in ländlichen Regionen (nach Hakemeyer, 1986), wurde die Hebammenausbildung zunächst in den größeren Städten institutionalisiert, was jeweils auch mit einem Fortschritt der Geburtshilfe allgemein verbunden war);
– bei höheren sozialen Schichten, deren Angehörige sich eher eine gute medizinische Versorgung leisten können, stärker als in der Unterschicht.

Ein statistischer *Zusammenhang zwischen Körpergröße und Intelligenz* bzw. der Zugehörigkeit zu einer Schicht ist bekannt (Knußmann 1988). So beträgt die Differenz zwischen der Oberschicht (Akademiker, selbständige Geschäftsleute) und der Unterschicht (ungelernte Arbeiter) bei Männern im Durchschnitt 5 cm, bei Frauen 4 cm. Tatsächlich hängt das Gehirngewicht auch von der Körpergröße ab: 10 cm mehr Körpergröße bedeuten 59 g mehr Hirngewicht (Zimmer 1988). Vielleicht zeigt sich in dieser Tatsache nicht zuletzt auch die evolutionäre Tendenz zu mehr Intelligenz, die zwangsläufig mit einem größeren Gehirnvolumen bei der Geburt verbunden ist. Die Geburtshilfe erleichtert bzw. ermöglicht häufig überhaupt erst die Geburt von größeren Kindern, die gleichzeitig ein größeres Gehirn beim Start ins Leben mitbringen können. Durch die zunehmend erfolgreiche Geburtshilfe wird die Verbindung von Körpergröße und Intelligenz wohl nicht begründet, sicher aber weiter verfestigt.

Es ist unbestritten, daß die geistigen Leistungen des Menschen Voraussetzung für Kultur und Zivilisation sind. Vor diesem Hintergrund konnte sich die Geburtshilfe erst entwickeln. Andererseits ermöglicht die Geburtshilfe mit ihrer intelligenzfördernden Wirkung auch weitere Fortschritte von Kultur und Zivilisation.

Häufig wird mit dem Phänomen der Akzeleration auch die (in Kap. 8 erwähnte) Verschiebung der Menopause in immer höhere Altersstufen in Zusammenhang gebracht. Daß dies nicht zu Unrecht geschieht, wird aus den vorangegangenen Überlegungen deutlich. Mit der Abnahme der Gefährlichkeit der Geburt fällt auch der evolutionsbiologische Fortpflanzungsvorteil einer weit vor das natürliche Lebensende vorgezogenen Beendigung der fortpflanzungsfähigen Lebensphase immer mehr weg. Eine Verlängerung der Fruchtbarkeitsperiode der Frau verbessert deren Fortpflanzungschancen. Unter diesen veränderten Umständen wird nun wieder der verspätete Eintritt der Wechseljahre evolutionsbiologisch ermöglicht.

Da mit dem späteren Eintritt des Klimakteriums die Frau auch länger unter der Einwirkung der vor dem Altern schützenden Östrogene steht, dürfte die im Augenblick zu beobachtende Zunahme der mittleren Lebenserwartung eine weitere Erklärung finden. (Nach Angaben des Statistischen Jahrbuchs der Bundesrepublik 1988 liegt die mittlere Lebenserwartung der Frauen bei 78 Jahren im Gegensatz zu der der Männer bei 72 Jahren.) Hier spielt nicht nur die Verbesserung der Lebensumstände allgemein und der medizinischen Versorgung im besonderen eine Rolle. Einen Anteil daran hat auch sekundär die Verbesserung der Geburtshilfe, die – wie dargelegt – einen durchschnittlich späteren Eintritt in die Lebensphase des natürlichen Alterns möglich macht.

Gegen diese Erklärung der Akzeleration kann geltend gemacht werden, daß die Zeiträume, in denen sich die Geburtshilfe entwickelt hat, für solche tiefgreifenden Änderungen im genetischen Material des Menschen zu kurz sind. Gegen diesen Einwand sprechen jedoch mehrere Punkte:
- Die Züchtungen, die der Mensch bei Haustieren durchführt, um ihr Erscheinungsbild zu verändern (etwa das Aussehen von Hunden und Katzen) oder ihre Nützlichkeit

zu erhöhen (die Milchleistung bei Kühen oder die Legeleistung bei Hühnern), führen schon innerhalb weniger Generationen zu bedeutsamen Erfolgen. Hier ist insbesondere der Hund zu nennen. Bei den einzelnen Rassen hat sich nicht nur das Aussehen gegenüber dem Wolf beträchtlich gewandelt, gerade auch die Körpergröße ist nach oben (z.B. Bernhardiner, Deutsche Dogge) und nach unten (Zwergpinscher) großen Variationen unterworfen. Große Änderungen im genetischen Material sind also doch in kürzeren Zeiträumen möglich.

– Es ist gerade ein Merkmal der Evolution, daß sich ihre Geschöpfe mit immer neuen Genkombinationen kurzfristig den Erfordernissen von Umweltveränderungen anpassen können. Ein eindrucksvolles Beispiel ist der Birkenspanner, eine Schmetterlingsart, dessen ursprünglich weiße Flügel eine feine dunkle Sprenkelung aufweisen. Innerhalb eines Jahrhunderts hat sich eine Mutante mit nahezu schwarzen Flügeln herausgebildet, weil diese Farbe in einer von der Industrie verschmutzten Umwelt unauffälliger ist und daher einen besseren Schutz vor Feinden bietet (Industriemelanismus). Je schneller solche Veränderungen vor sich gehen, um so größer ist der mit ihnen verbundene Fortpflanzungsvorteil.

– Bei der Akzeleration handelt es sich nicht um die Herausbildung eines neuen Merkmals, vielmehr kommt eine vorher bereits vorhandene Tendenz zu verstärktem und beschleunigtem Wachstum (als Folge der verbesserten Geburtshilfe) ungebremst zur Auswirkung.

– Die ungehindert zur Ausbildung kommenden Anlagen verstärken sich weiter durch Kombinationen untereinander, wodurch eine Vermehrung nach dem „Schneeballprinzip" möglich wird.

Alle diese Fakten sprechen dafür, daß sich die Akzeleration kurzfristig als Folge von Änderungen im genetischen Material der Menschen herausbilden konnte.

11 Die Notwendigkeit der modernen Geburtshilfe

Der Mensch ist das biologische Wesen, das mit Hilfe seiner Intelligenz Wege findet, sich seine ursprünglich feindliche Umwelt berechenbar, beherrschbar und für die eigenen Zwecke nutzbar zu machen. Die Mängel seiner eigenen Biologie kann er mit Hilfe der Medizin weitgehend ausgleichen. In der Tatsache, daß durch diese Bemühungen viel Leid verhindert wird, liegt eine grundsätzliche Rechtfertigung dieses Strebens. Der Mensch handelt damit auch im Sinne des Schöpfungsauftrags (Genesis 1, 28): „Machet euch die Erde untertan."

Auf der anderen Seite werden aber auch die nicht beabsichtigten und nicht vorhersehbaren *Folgen der Naturbeherrschung* immer deutlicher. Ein Beispiel hierfür ist das Verhältnis des Menschen zur Geburtshilfe.

Das Phänomen der Akzeleration zeigt, daß der Mensch durch die moderne Geburtshilfe in seine eigene Evolution mit erheblichen sichtbaren bzw. meßbaren Folgen eingreift. Durch diesen Einschnitt in das natürliche genetische Gleichgewicht *macht sich die Geburtshilfe* zwangsläufig *selbst unentbehrlich.*

Durch die Geburtshilfe kommt die der Evolution innewohnende Tendenz zur Entwicklung größerer Kinder zur Geltung. Damit können sich die genetischen Anlagen für größere Geburtsmaße schon innerhalb weniger Generationen ausbreiten, während sie sich früher selbst eliminierten. Die gehäuft vorkommenden großen Kinder machen ihrerseits den Einsatz künstlicher Mittel, wie Geburtszange, Saugglocke und Kaiserschnitt vermehrt notwendig. Unter

Gesichtspunkten der Kybernetik handelt es sich hier um einen *positiven Rückkopplungsmechanismus*. Durch die Geburtshilfe vermehren sich die Problemsituationen, deren Lösung dann selbst wieder den Einsatz künstlicher geburtshilflicher Mittel notwendig macht, eine Entwicklung, die sich spiralig verstärkt. Die Abhängigkeit von einer hochentwickelten Geburtsmedizin ist unwiderruflich vorprogrammiert.

Nach der Perinatalerhebung in Baden-Württemberg 1987 wurden bei einer Geburtenzahl von 84 904 in 14,5% der Fälle ein Kaiserschnitt, in 6,1% der Fälle eine Saugglockenentbindung und in 1,7% der Fälle eine Zangenentbindung durchgeführt. Nach De Gregorio (1988) hat der Anteil der Kaiserschnitte, die unter der Diagnose eines Mißverhältnisses zwischen Kopf und Becken durchgeführt werden, zwar relativ abgenommen, absolut gesehen ist die Schnittentbindung unter dieser Diagnose jedoch häufiger geworden. Die Zahlen zeigen, daß sich die moderne Geburtshilfe schon weit in die Abhängigkeit von operativen Entbindungsmethoden begeben hat.

Die Entwicklung ist so weit fortgeschritten, daß die operativen Entbindungsmethoden nicht mehr aus der modernen Geburtshilfe wegzudenken sind. Den Geburtshelfern bereitet die ständig ansteigende Zahl operativer Entbindungen Kopfzerbrechen (Hickl 1985; Albrecht 1988; Kleine 1989). Alle Bemühungen, diesen Trend zum Stillstand oder gar zur Umkehr zu bringen, sind bisher fehlgeschlagen. Ein Verzicht auf geburtshilfliche Operationen im Sinne einer „natürlichen" Geburtshilfe hätte zwangsläufig den Tod von vielen Müttern und Kindern zur Folge, da das allgemeine Geburtsrisiko vor allem wegen der vermehrt vorkommenden großen Kinder angestiegen ist.

In den hochentwickelten Industrieländern würde dieser erneute Anstieg mütterlicher und kindlicher Mortalität naturgemäß dramatisch sein, in Entwicklungsländern ohne moderne Geburtsmedizin hingegen weniger deutlich.

Ganz in Übereinstimmung damit steht der Bericht einer in einer ländlichen Region Tansanias tätigen Hebamme, daß dort zwar auch Geburtsgewichte zwischen 3000 und 3300 g am häufigsten vorkommen, daß es aber keine Kinder über 4000 g gibt. Nach der bereits zitierten Perinatalerhebung Baden-Württembergs liegt der Anteil der Kinder mit 4000 g und mehr Geburtsgewicht bei 8,6%, nach Untersuchungen von Falk (1989) sogar bei 9,6%.

Es ist zu erwarten, daß die Geburtshilfe nicht auf dem derzeitigen Stand stehenbleibt, sondern daß sich die Entwicklung zu einem ständig vermehrten Einsatz geburtshilflicher Operationen in der Zukunft fortsetzt. Wie weit dieser Prozeß noch fortschreitet, ob die Mehrheit der Kinder in Zukunft einmal nur noch mit Hilfe geburtshilflicher Eingriffe das Licht der Welt erblickt, kann nicht vorhergesagt werden. Daß die Entwicklung eindeutig in diese Richtung geht, zeigen nicht nur die Zahlen der geburtshilflichen Statistiken, dafür sprechen auch diese theoretischen Überlegungen. Die *Geburtshilfe* steht so am *Beginn einer neuen evolutionären Entwicklung* der Menschheit.

Diese Entwicklung hat auch eine ethische Dimension. Selbst wenn der Mensch wollte, er kann diese Entwicklungstendenzen nicht mehr umkehren, weil dies mit zahlreichen Opfern an mütterlichem und kindlichem Leben verbunden wäre. Die Situation erinnert damit an die Situation des Zauberlehrlings, der sich Geister zur Hilfe ruft, die er nun nicht mehr loswerden kann. Hier wird ein Stück Tragik der besonderen menschlichen Situation deutlich. Der Mensch hat sich durch seine Intelligenz zahlreiche Möglichkeiten geschaffen, sein Wohlergehen zu steigern, gerade auch in der Befreiung von biologischen Zwängen mit Hilfe der Medizin. Dennoch läßt ihn seine Biologie nicht ganz los und verweist ihn an anderer Stelle in seine Grenzen.

Anhang

Klinischer Verlauf von Fällen schwerer Spätgestose mit und ohne fetale Mangelentwicklung unter hypotensiver Therapie

Die blutdrucksenkende Therapie der Spätgestose ist ein Eingriff nicht nur in die mütterliche, sondern auch in die kindliche Kreislaufregulation. Wenn die Spätgestose für den Feten notwendig ist, dürfte diesem die Therapie schädlich sein. Es war das Ziel der Untersuchung, unter diesem Gesichtspunkt das fetale Befinden unter antihypertensiver Therapie zu untersuchen.

Untersuchungsgut

Von den 6352 Geburten der Jahre 1982–1988 der gynäkologisch-geburtshilflichen Abteilung des Städtischen Krankenhauses Lörrach wurden die Fälle mit schwerer Spätgestose (Gestoseindex über 6) einer klinischen Analyse unterzogen. Dabei wurden nur die Fälle berücksichtigt bei denen

- die blutdrucksenkende Therapie erst in der Klinik begonnen wurde,
- keine Zwillingsschwangerschaft vorlag,
- kein Diabetes mellitus vorlag, weil dieser das fetale Gewicht beeinflußt,
- bei der Geburt des Kindes, abgesehen von einer Mangelentwicklung, keine Mißbildung vorlag.

Unterteilt wurden die Fälle in solche mit und ohne fetale Mangelentwicklung (d. h. Geburtsgewicht unter der 10. Perzentile nach Hohenauer).

Ergebnisse

Unter den 43 Fällen mit schwerer Spätgestose ohne fetale Mangelentwicklung waren 12 Fälle und unter den 32 Fällen mit fetaler Mangelentwicklung ebenfalls 12 Fälle für eine weitere Analyse verwertbar. Die meisten Fälle schieden aus, weil die antihypertensive Therapie bereits vor Klinikaufnahme begonnen worden war oder die Entbindung unmittelbar nach Klinikaufnahme erfolgte.

Die Basistherapie der Spätgestose war jeweils Dihydralazin, die durch Clonidin, Reserpin oder Betablocker ergänzt wurde. In der Regel wurden die Medikamente intravenös appliziert, bei Besserung der Symptomatik erfolgte eine Umstellung auf orale Applikation.

Tabelle 1 zeigt einen Überblick über den geburtshilflichen Ausgang der 12 Fälle ohne fetale Mangelentwicklung. Abgesehen von 3 Fällen, in denen es zur Spontangeburt kam, und einer Sectio wegen drohender intrauteriner Asphyxie war in der Mehrzahl der Fälle eine Verschlechterung des

Tabelle 1. Klinischer Verlauf bei 12 Fällen mit schwerer Spätgestose ohne fetale Mangelentwicklung unter blutdrucksenkender Therapie

1mal	Sectio caesarea wegen drohender kindlicher Asphyxie (Pat. M. K.)
7mal	Sectio caesarea wegen drohender Eklampsie (Pat. E. K., M. P., R. A., E. S., D. K., M. J., B. K.)
1mal	Geburtseinleitung wegen drohender Eklampsie (Pat. G. B.)
3mal	Spontangeburt (Pat. R. H., C. R., F. S.)

mütterlichen Krankheitsbildes die Ursache für eine vorzeitige Schwangerschaftsbeendigung.

Abb. 11 zeigt den Verlauf der HPL-Werte im mütterlichen Serum und Abb. 12 den Verlauf der Östriolwerte im mütterlichen Serum bei den 8 Fällen, die über mehrere Tage hinweg kontrolliert werden konnten. Ein eindeutiger Trend im Sinne eines Anstiegs oder Abfalls der Hormonwerte ist nicht erkennbar.

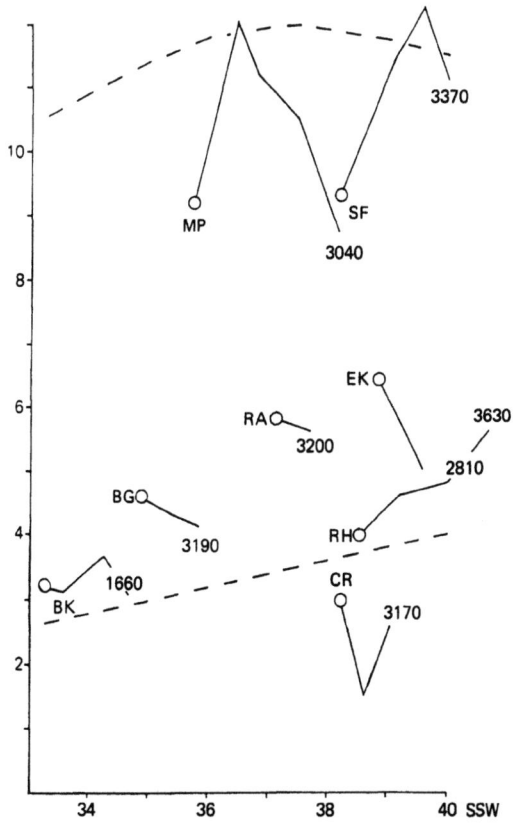

Abb. 11. HPL-Werte im mütterlichen Serum bei 8 Fällen mit schwerer Spätgestose ohne fetale Mangelentwicklung vor *(Kreise)* und unter blutdrucksenkender Therapie. (Am *Ende* der Verlaufskurven: Geburtsgewicht in Gramm, am *Beginn* der Kurven: Initialen der Patientinnen)

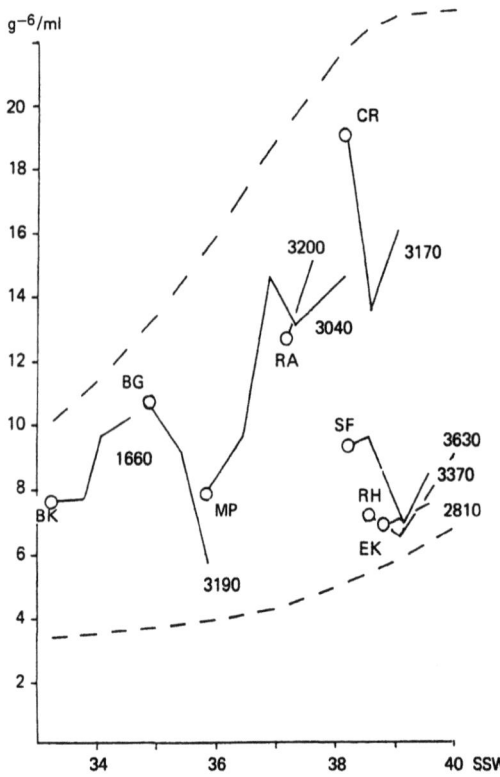

Abb. 12. Östriolwerte im mütterlichen Serum bei 8 Fällen mit schwerer Spätgestose ohne fetale Mangelentwicklung vor *(Kreise)* und unter blutdrucksenkender Therapie. (Am *Ende* der Verlaufskurven: Geburtsgewicht in Gramm, am *Beginn* der Kurven: Initialen der Patientinnen)

Tabelle 2 zeigt einen Überblick über die 12 Fälle mit fetaler Mangelentwicklung. In 2 Fällen kam es zu einem intrauterinen Fruchttod. In allen anderen Fällen war, mit nur einer Ausnahme, eine Verschlechterung des fetalen Befindens die Indikation zur vorzeitigen Schwangerschaftsbeendigung. Aus Abb. 13 mit dem Verlauf der HPL-Werte im mütterlichen Serum wird bei 8 Fällen mit 2 Ausnahmen ein

Tabelle 2. Klinischer Verlauf bei 12 Fällen mit schwerer Spätgestose und fetaler Mangelentwicklung unter blutdrucksenkender Therapie

---

1mal Geburtseinleitung wegen drohender Eklampsie (Pat. P.M.)
2mal Sectio caesarea wegen drohender Eklampsie (Pat. U.M., I.M.)
1mal Sectio caesarea wegen vorzeitigen Blasensprungs mit grünem Fruchtwasser (Pat. J.H.)
6mal Primäre Sectio caesarea wegen Verschlechterung des Kardiotokogramms (Pat. D.M., R.W., G.K., H.L., J.G., R.D.)
2mal Intrauteriner Fruchttod (Pat. E.L., E.H.)

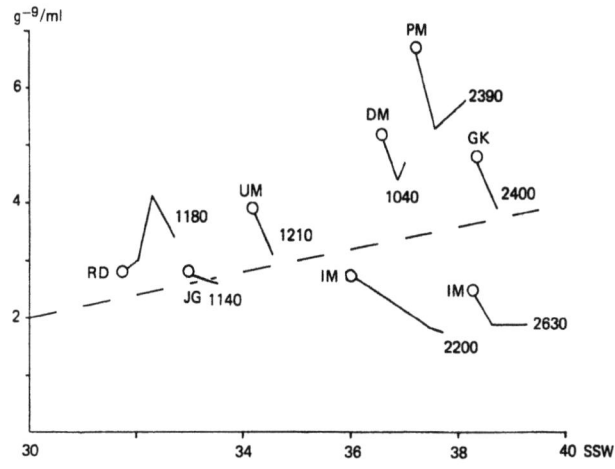

Abb. 13. HPL-Werte im mütterlichen Serum bei 8 Fällen mit schwerer Spätgestose und fetaler Mangelentwicklung vor *(Kreise)* und unter blutdrucksenkender Therapie. (Am *Ende* der Verlaufskurven: Geburtsgewicht in Gramm, am *Beginn* der Kurven: Initialen der Patientinnen)

Abfall deutlich. Ein entsprechendes Bild zeigt sich in Abb. 14 mit dem Verlauf der Östriolwerte in 6 Fällen (die Zahl der Fälle ist niedriger als bei den HPL-Verlaufskurven, weil in 2 Fällen eine Lungenreifungsprophylaxe mit Cortison durchgeführt wurde, wodurch die Östriolwerte nicht mehr verwertbar waren): Auch hier ist, bei nur 2 Ausnahmen, ein Abfall der Hormonwerte feststellbar.

Das völlig unterschiedliche Bild in bezug auf den klinischen Ausgang, HPL- und Östriolwerte bei den Fällen mit und ohne fetale Mangelentwicklung legt den Schluß nahe, daß sich bei fetaler Mangelentwicklung das fetale Befinden unter blutdrucksenkender Therapie verschlechtert.

Einschränkend sei hier angemerkt, daß die Annahme nicht zwingend ist, daß das fetale Befinden durch die Therapie verändert wird, da nichts darüber gesagt werden kann, wie sich der Fet ohne die Therapie weiterentwicklt hätte. Dagegen ist jedoch anzumerken, daß eine gewisse Verbesserung des fetalen Zustands durch die Hospitalisierung der Patientin zu erwarten gewesen wäre, da angenommen wird, daß die Bettruhe die Plazentadurchblutung um bis zu 30% verbessert. Dieser Effekt hätte sich zumindest zunächst einmal in einer klinischen Verbesserung bemerkbar

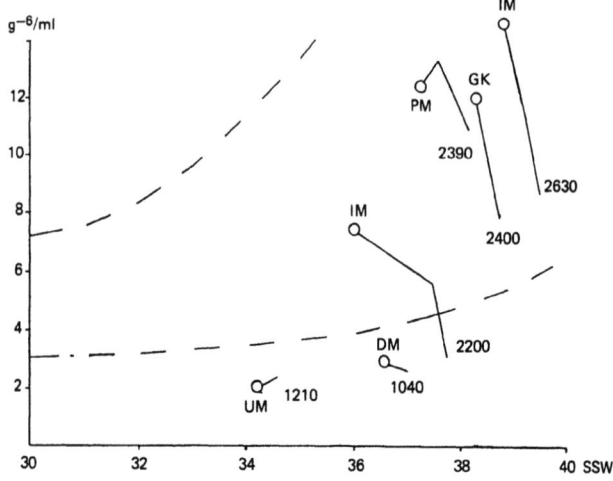

Abb. 14. Östriolwerte im mütterlichen Serum bei 6 Fällen mit schwerer Spätgestose und fetaler Mangelentwicklung vor *(Kreise)* und unter blutdrucksenkender Therapie. (Am *Ende* der Verlaufskurven: Geburtsgewicht in Gramm, am *Beginn* der Kurven: Initialen der Patientinnen)

machen müssen. Unter diesem Gesichtspunkt ist die Annahme einer Verschlechterung des fetalen Befindens durch die Therapie naheliegend.

Tageszeitliche Häufigkeitsschwankungen des vorzeitigen Blasensprungs

Ziel dieser Untersuchung (Warkentin 1983) war die Klärung der Frage, ob es tageszeitliche Schwankungen beim Eintritt des vorzeitigen Blasensprungs gibt.

Eine Untersuchung, die an den 8739 Geburten der Jahre 1971–1980 in der Frauenklinik des Städtischen Krankenhauses Singen a.H. durchgeführt wurde (3846 Erstgebärende und 4893 Mehrgebärende) zeigte in 1792 Fällen (= 20,62%) einen vorzeitigen Blasensprung (899 Erstgebärende = 23,42 und 893 Mehrgebärende = 18,28%). Sowohl bei den Erst- als auch bei den Mehrgebärenden zeigt sich eine Häufung des vorzeitigen Blasensprungs in den Nachtstunden. Bei den Erstgebärenden lag in 478 Fällen (= 53,2%) der Blasensprung in dem Achtstundenzeitraum von 22–6 Uhr, bei den Mehrgebärenden in 458 Fällen (= 51,3%). In den 12 Tagesstunden von 8–20 Uhr kam es bei den Erstgebärenden nur in 292 Fällen (= 32,5%) und bei den Mehrgebärenden in 294 Fällen (= 32,2%) zum vorzeitigen Blasensprung.

Die Relation Geburtsgewicht/Plazentagewicht und die Schwangerschaftsdauer

Ziel dieser Untersuchung war die Klärung der Frage, ob ein Zusammenhang zwischen der fetoplazentaren Gewichtsrelation und der Schwangerschaftsdauer besteht.

Bei dieser Untersuchung (die an Patientinnen, die in der Universitäts-Frauenklinik Freiburg i.Br. in den Jahren 1968–

1975 entbunden wurden, in der Reihenfolge ihrer Archivierung durchgeführt wurde) wurden nur Fälle berücksichtigt, bei denen

1. die Zyklusschwankungen in dem halben Jahr vor der letzten Regelblutung unter 4 Tagen lagen;
2. Schwangerschaft und Geburt unkompliziert verliefen;
3. die Wehentätigkeit spontan und ohne vorzeitigen Blasensprung in Gang gekommen war (weil beim vorzeitigen Blasensprung dieser bei der Geburtsauslösung auch eine Rolle spielt);
4. die Entbindung zwischen dem 266. und 294. Schwangerschaftstag lag; die Schwangerschaftsdauer wurde dabei unter Berücksichtigung des längsten Zyklus bestimmt. Die Daten von insgesamt 1027 Patientinnen – 598 Erstgebärenden und 429 Mehrgebärenden – wurden ausgewertet (Abb. 15).

Das durchschnittliche Geburtsgewicht aller Fälle ist 3388,91 ± 399,34 g (Erstgebärende: 3330,12 ± 386,86 g; Mehrgebärende 3470,86 ± 416,19 g). Nach der Regressionsanalyse steigt das Geburtsgewicht mit der Schwangerschaftsdauer täglich

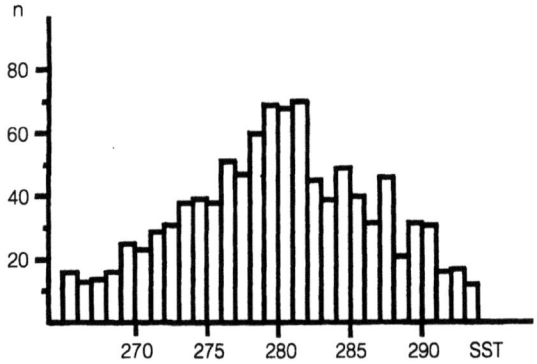

Abb. 15. Die Verteilung der 1027 Spontangeburten nach spontanem Wehenbeginn auf den 266.–294. Schwangerschaftstag

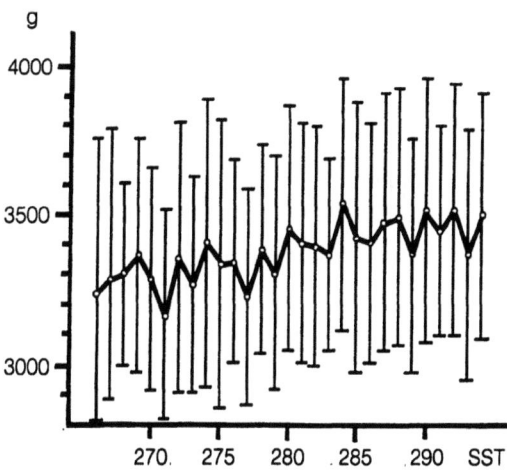

Abb. 16. Das Geburtsgewicht in Abhängigkeit vom Schwangerschaftstag (SST) nach spontanem Wehenbeginn

um 9,14 g (Erstgebärende 10,45 g; Mehrgebärende 7,24 g) signifikant an (Abb. 16).

Die durchschnittliche Körpergröße bei der Geburt liegt bei 50,03 ± 1,85 cm (Erstgebärende 49,89 ± 1,88 cm; Mehrgebärende 50,22 ± 1,79 cm). Der tägliche Anstieg ist mit 0,05 cm signifikant (Erstgebärende 0,067; Mehrgebärende 0,03 cm; Abb. 17).

Der Mittelwert für das Geburtsgewicht der Plazenta ist 595,28 ± 118,48 g (Erstgebärende 595,28 ± 111,48 g; Mehrgebärende 617,01 ± 117,40 g). Das Geburtsgewicht der Plazenta steigt mit der Schwangerschaftsdauer täglich um 3,35 g (Erstgebärende 3,32 g; Mehrgebärende 3,41 g) signifikant an (Abb. 18).

Die durchschnittliche Gewichtsrelation Kind : Plazenta beträgt bei der Geburt 5,749 ± 1,037 (Erstgebärende 5,723 ± 0,892; Mehrgebärende 5,785 ± 1,1212). Sie fällt mit der Schwangerschaftsdauer um den Faktor 0,016 (Erstgebä-

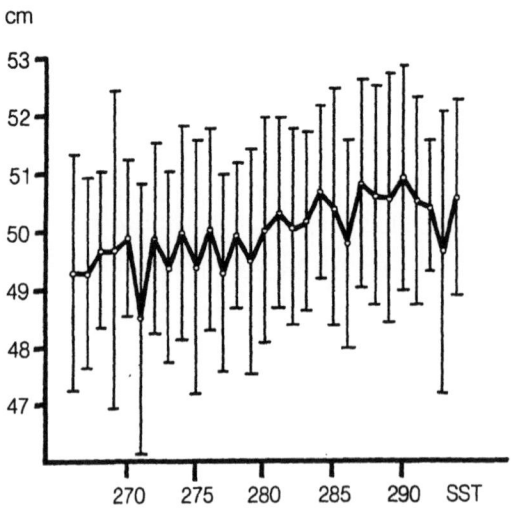

Abb. 17. Die Körperlänge bei der Geburt in Abhängigkeit vom Schwangerschaftstag (SST) nach spontanem Wehenbeginn

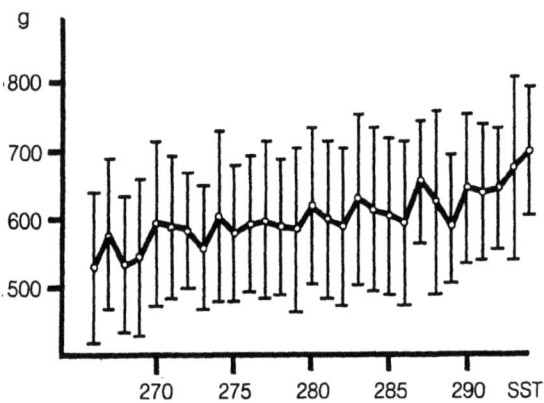

Abb. 18. Das Plazentagewicht in Abhängigkeit vom Schwangerschaftstag nach spontanem Wehenbeginn

rende 0,014; Mehrgebärende 0,018) signifikant ab (Abb. 19; bezüglich der genaueren Daten und Signifikanzberechnungen muß hier auf die Originalarbeit verwiesen werden).

Die Untersuchungen zeigen, daß am Endtermin die Schwangerschaftsdauer einen zwar signifikanten, aber nur noch geringen Einfluß auf Gewicht und Körperlänge des Neugeborenen hat. Es wäre jedoch verkehrt, wollte man aus den Werten auf ein entsprechendes individuelles fetales Wachstum am Ende der Schwangerschaft schließen. Die Werte sind jeweils die Endpunkte einer individuellen intrauterinen Entwicklung, die insgesamt anders verlaufen kann (so muß z. B. vor der Geburt mit einem Gewichtsabfall des Kindes gerechnet werden, s. u.).

Das durchschnittliche Gewicht der Plazenta bei der Geburt ist ebenfalls zwar deutlich, aber nur gering von der Schwangerschaftsdauer abhängig. Auch hier kann nicht auf ein vergleichbares Wachstum der Plazenta um den Endtermin geschlossen werden. Eine solche zwar naheliegende, aber falsche Folgerung führt zu verkehrten Schlüssen über die Wachstumsreserven der Plazenta um den Endtermin,

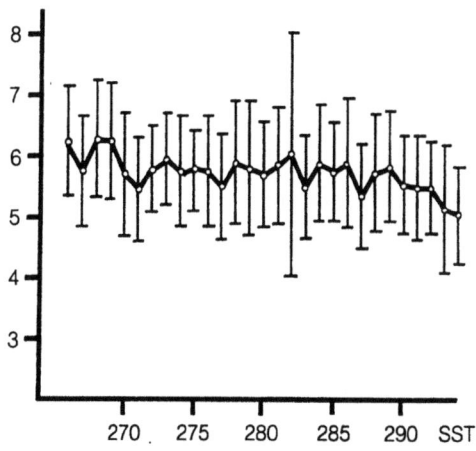

Abb. 19. Die Relation Geburtsgewicht : Plazentagewicht in Abhängigkeit vom Schwangerschaftstag nach spontanem Wehenbeginn

wie sie etwa von Molteni (1984) gezogen werden. Solche Schlüsse müssen zwangsläufig im Widerspruch stehen zu der Annahme einer relativen Plazentainsuffizienz um den Endtermin. Es ist vielmehr davon auszugehen, daß die Plazenta am Schwangerschaftsende nicht mehr an Größe zunimmt (Hosemann 1949c).

Die Gewichtsrelation Kind : Plazenta bei der Geburt nimmt um den Endtermin mit der Schwangerschaftsdauer leicht ab.

Dieses Ergebnis steht in einem gewissen Widerspruch zu anderen Untersuchern, die in der späten Schwangerschaft leichten Anstieg bzw. um den Endtermin keine Änderung der Relation feststellen (Grünberger 1965; Hosemann 1949c; Kloostermann u. Huidekoper 1954; Thomson 1969). Die unterschiedlichen Ergebnisse sind auf nicht vergleichbare Kollektive zurückzuführen, die den Untersuchungen zugrunde liegen. Während die genannten Untersucher größere Zeiträume in der Schwangerschaft berücksichtigten, sind die hier angeführten Untersuchungen auf die Zeit um den Endtermin beschränkt, wobei nur Fälle aufgenommen worden sind, bei denen die Geburt spontan in Gang gekommen ist. Ein Abfall der fetoplazentaren Gewichtsrelation ab der 40. Schwangerschaftswoche wurde von Molteni (1984) gefunden. Diese Abnahme steht in Übereinstimmung mit dem Ansteigen des „relativen Plazentagewichts" (= Plazentagewicht/Kindsgewicht × 100), die von Nummi (1972; allerdings ebenfalls an einem nicht vergleichbaren Zahlenmaterial – wie auch bei Molteni) gefunden wurde, was einem Abfall Gewichtsrelation Kind : Plazenta entspricht.

Der pränatale kindliche Gewichtsabfall

Das Ziel dieser Untersuchung war eine statistische Überprüfung der Feststellung, daß Kinder nach einer vorzeitigen („programmierten") Geburtseinleitung mit einem durchschnittlich höheren Gewicht zur Welt kommen als Kinder, die nach spontanem Weheneintritt geboren werden. Weil eine Bestätigung zu der Annahme eines dem spontanen Weheneintritt vorangehenden Gewichtsabfalls führt, wurden in die Untersuchungen Fälle mit einem primären Kaiserschnitt (d.h. vor Wehenbeginn) und Fälle mit Übertragung, bei denen sich der Weheneintritt pathologisch hinauszögerte, in die Untersuchung miteinbezogen.

Es wurden die Geburten der Jahre 1970–1974 an der Universitäts-Frauenklinik Freiburg i.Br. analysiert. In diesem Zeitraum wurden 444 Geburten „programmiert", d.h. ohne medizinische Indikation am Endtermin eingeleitet und auf vaginalem Weg, d.h. nicht durch Kaiserschnitt beendet. Eine zweite Gruppe bildeten 70 Fälle, bei denen ein „primärer" Kaiserschnitt (d.h. vor Wehenbeginn) durchgeführt wurde. Ausgeschlossen waren hier die Fälle, bei denen die Indikation zum Kaiserschnitt Einfluß auf das Gewicht hätte haben können (wie EPH-Gestose, Zuckerkrankheit oder zeitliche Übertragung). Eine Vergleichsgruppe wurde aus den komplikationslosen Spontangeburten gebildet, die jeweils unmittelbar vor und nach einer Einleitung bzw. primärem Kaiserschnitt lagen, insgesamt 1028 Fälle. Unter der Überlegung, daß auch die zeitliche Übertragung einen Einfluß auf das Kindsgewicht haben könnte, wurde eine letzte Gruppe aus den 34 Fällen gebildet, bei denen an einer rechnerischen und biologischen Übertragung nicht zu zweifeln war (Entbindung nach dem 294. Schwangerschaftstag, mindestens Clifford-Stadium I, grünes, wenig oder kein Fruchtwasser). Von all diesen Fällen wurden jeweils Geburtsgewicht und -größe sowie Schwangerschaftstag bei der Entbindung ermittelt.

Das mittlere Geburtsgewicht bei der Gruppe der komplikationslosen Spontangeburten betrug bei einer mittleren Schwangerschaftsdauer von $281{,}62 \pm 7{,}36$ Tagen $3391{,}07 \pm 414{,}54$ g, die mittlere Größe $50{,}05 \pm 1{,}85$ cm. Das Verhältnis von Erst- zu Mehrgebärenden ist $45{,}1 : 54{,}9\%$ (die Zahlen entsprechen recht genau den Werten, die als Mittelwerte bei den Geburtsgewichten und Geburtsgrößen im vorangegangenen Kapitel gefunden wurden).

Das mittlere Geburtsgewicht bei den Einleitungen ist nach einer mittleren Schwangerschaftsdauer von 279,19 ± 5,78 Tagen mit 3535,38 ± 392,35 g signifikant höher als bei den Spontangeburten. Die entsprechende mittlere Größe liegt mit 50,81 ± 1,71 cm ebenfalls signifikant über dem Kontrollkollektiv. Das Verhältnis der Erst- zu Mehrgebärenden beträgt 39,8 : 60,2%.

Bei der Gruppe mit primären Kaiserschnitten finden sich entsprechende Ergebnisse: Nach einer mittleren Schwangerschaftsdauer von 279,32 ± 5,86 Tagen liegt der Mittelwert der Geburtsgewichte mit 3596,28 ± 460,09 g signifikant über der Kontrollgruppe. Die mittlere Körperlänge übertrifft mit 50,6 ± 1,89 cm die der Vergleichsgruppe ebenfalls signifikant. Das Verhältnis von Erst- zu Mehrgebärenden ist 45,8 : 54,2%.

Im Gegensatz zu den Einleitungen und primären Kaiserschnitten liegt bei den Fällen mit Übertragung das mittlere Geburtsgewicht mit 3310,27 ± 512,50 g unterhalb dem der Normalgeburten, ohne daß der Unterschied signifikant wäre. Die Körperlänge ist dagegen mit 50,85 ± 1,98 cm signifikant größer (bezüglich der genaueren Daten und Signifikanzberechnungen muß auf die Originalarbeit verwiesen werden).

Die Zahlen zeigen, daß das mittlere Geburtsgewicht nach vorzeitiger Schwangerschaftsbeendigung um den Endtermin höher ist als nach spontanem Weheneintritt. Ein höheres Geburtsgewicht nach primärem Kaiserschnitt ist auch bei Rhesusaffen bekannt (Fujikara u. Niemann 1967).

Bevor aus diesen Unterschieden auf eine dem spontanen Weheneintritt vorangehende Gewichtsabnahme geschlossen werden kann, muß ausgeschlossen sein, daß die Gewichtsdifferenzen in diesem Zahlenmaterial durch andere Faktoren verursacht werden.

Nach Hosemann (1948a) hat die Ordnungszahl der Geburten einen Einfluß auf das Geburtsgewicht. Die Kinder von Mehrgebärenden sind durchschnittlich 150–200 g schwerer als Erstgeburten. In unserem Beobachtungsgut entsprechen sich die Verhältnisse zwischen Erst- und Mehrgebärenden weitgehend. Lediglich in der Gruppe der Einleitungen ist der Anteil der Mehrgebärenden geringfügig größer, was durch eine großzügigere Indikation zur Einleitung bedingt ist. Die Gewichtsdifferenzen lassen sich dadurch nicht begründen.

Die Schwangerschaftsdauer könnte ebenfalls einen Einfluß auf das Geburtsgewicht haben. Bei den Gruppen mit primärem Kaiserschnitt und Einleitung ist die Schwangerschaftsdauer jedoch jeweils kürzer als bei den Spontangeburten, so daß auch dies als Ursache auszuschließen ist.

Schließlich ist der unterschiedliche Geburtsmechanismus bei Spontangeburt und Kaiserschnitt zu erwähnen. Bei der Passage durch das mütterliche Becken wird der kindliche Thorax komprimiert und damit der flüssige Inhalt der kindlichen Luftwege teilweise exprimiert. Dieser Unterschied bezüglich des Gewichts wird jedoch durch das Absaugen der Luftwege nach der Geburt großenteils wieder ausgeglichen. Die gefundene Gewichtsdifferenz von etwa 200 g zu den Spontangeburten wird dadurch jedenfalls nicht erklärt.

Die Gewichtsdifferenz zwischen der Gruppe der Spontangeburten einerseits und den Gruppen der eingeleiteten Geburten und primären Kaiserschnitte andererseits findet nur durch die Annahme eine Erklärung, daß das kindliche Gewicht bei spontanem Weheneintritt niedriger ist als noch einige Tage vorher, der Geburt also ein Gewichtsabfall vorangeht. Da die Geburtseinleitungen bzw. Kaiserschnitte nicht jeweils auf dem Höhepunkt der fetalen Gewichtskurve durchgeführt werden, kann über die Höhe des Gewichtsabfalls nur so viel ausgesagt werden, daß sie im Durchschnitt mindestens 130–200 beträgt.

Die fetale und kindliche Gewichts-, Längen- und Konstitutionsentwicklung und ihre Beeinflussung durch Plazenta und Schwangerschaftsdauer

Das Ziel dieser Untersuchung war ein Vergleich der Wachstumsentwicklung vor und nach der Geburt ebenso wie die Lösung der Frage, wieweit Schwangerschaftsdauer und Plazentagewicht über die Geburtsmaße hinaus auch noch das spätere – postnatale – Wachstum beeinflussen.

Als Maß für das postnatale Wachstum wurde der Entwicklungszustand im Einschulungsalter, also etwa 6 Jahre, gewählt. In diesem Alter ist das Wachstum noch nicht abgeschlossen, so daß die Maße ein Durchgangsstadium darstellen, welches nicht für die endgültig zu erreichenden Maße im Erwachsenenalter repräsentativ ist. Allerdings besteht schon im Alter von 5 Jahren eine ganz erhebliche Korrelation mit der zukünftigen Erwachsenengröße (Tanner 1955): der Korrelationskoeffizient ist bei Knaben 0,77, bei Mädchen 0,81 (im Gegensatz zu der doch wesentlich geringeren Korrelation von Geburtsgröße und Erwachsenengröße: Knaben 0,25, Mädchen 0,29). Auch die Geburtsmaße sind nur ein Durchgangsstadium zu einem besonders einschneidenden, 2 verschiedene Entwicklungsphasen begrenzenden Zeitpunkt.

Aus den Unterlagen des Staatlichen Gesundheitsamtes Freiburg i. Br. über Einschulungsuntersuchungen der Jahre 1968–1976 wurden die Angaben über Größe und Gewicht der Kinder herausgesucht, die in Freiburg i. Br. geboren wurden. Von den Kindern, die davon in der Universitäts-Frauenklinik geboren worden waren, wurden aus den Geburtenbüchern und Krankenblättern die Angaben über Geburtsgewicht und -länge, Plazentagewicht und Schwangerschaftsdauer registriert. Dabei wurden nur Fälle mit sicherem Endtermin (regelmäßiger Zyklus, sichere Angaben der letzten Regelblutung) berücksichtigt, bei denen die Kinder zwischen dem

260. und 294. Schwangerschaftstag (post menstruationem) nach komplikationslosem Schwangerschaftsverlauf geboren wurden. Insgesamt waren dies 584 Fälle (274 Mädchen und 310 Knaben). Die Angaben über Geschlecht des Kindes, Geburtsgewicht und -länge, Plazentagewicht, Schwangerschaftsdauer, Größe, Gewicht und Alter bei der Einschulungsuntersuchung wurden auf Lochkarten übertragen und elektronisch ausgewertet.

Bei der Darstellung der Ergebnisse wird aus Gründen der Übersichtlichkeit der Wert für das Gesamtmaterial zuerst genannt, die Werte für Knaben (m) und Mädchen (w) werden danach getrennt in Klammern angeführt.

a) Bei einer mittleren Schwangerschaftsdauer von 279,53 ± 7,79 Tagen (m = 279,53 ± 7,96 Tage; w = 279,72 ± 7,61 Tage) ist das Geburtsgewicht 3386,78 ± 464,64 g (m = 3453,03 ± 470,48 g; w = 3311 ± 446,66). In der Regressionsanalyse ergibt sich ein mittlerer Anstieg des Geburtsgewichts mit der Schwangerschaftsdauer von 11,30 g/Tag (m = 13,88 g/Tag; w = 8,10 g/Tag), der hochsignifikant ist ($r = 0,192$; $F = 22,18$; $p < 0,001$ (m: $r = 0,235$; $F = 17,99$; w: $r = 0,138$; $F = 5,28$).

b) Die mittlere Geburtslänge ist 50,31 ± 2,00 cm (m: 50,64 ± 2,07 cm; w: 49,93 ± 1,84 cm). Die Geburtslänge steigt mit der Schwangerschaftsdauer um durchschnittlich 0,049 cm/Tag (m: 0,056 cm/Tag, w: 0,045 cm/Tag) hochsignifikant an ($r = 0,195$, $F = 23,00$; m: $r = 0,202$, $F = 13,10$; w: $r = 0,186$, $F = 9,78$).

c) Das mittlere Plazentagewicht ist 613,13 ± 124,40 g (m: 616 ± 126,00 g; w: 608,89 ± 122,66 g). Das Plazentagewicht steigt mit der Schwangerschaftsdauer um 0,98 g/Tag (m: 0,92 g/Tag, w: 1,05 g/Tag) nicht signifikant an ($r = 0,061$; m: $F = 2,20$; m: $r = 0,058$, $F = 1,05$; w: $r = 0,065$, $F = 1,17$).

d) Der mittlere Quotient Geburtsgewicht/Plazentagewicht ist 5,694 ± 1,191 (m: 5,766 ± 1,63; w: 5,614 ± 1,28). Der Quotient bleibt bei dem Faktor 0,00059/Tag (m: 0,0012/Tag; w: −0,00015/Tag praktisch unverändert ($r = 0,03$, $F = 0,87$; m: $r = 0,08$, $F = 2,06$; w: $r = −0,0059$, $F = 0,03$).

e) Die Untersuchung zur Abhängigkeit der Geburtsmaße vom Plazentagewicht zeigt bei einer Abweichung des Plazentagewichts um 1 g eine durchschnittliche Abweichung des Geburtsgewichts um 1,73 g (m: 1,77 g; w: 1,68 g), die hochsignifikant ist ($r = 0,470$, $F = 164,40$; m: $r = 0,475$, $F = 89,72$; w: $r = 0,463$, $F = 74,30$). Die Geburtslänge ändert sich entsprechend bei einer Abweichung des Plazentagewichts von 1 g um 0,006 cm (m: 0,006 cm; w: 0,006 cm) hochsignifikant ($r = 0,385$, $F = 100,87$; m: $r = 0,393$, $F = 56,38$; w: $r = 0,374$, $F = 44,26$).

f) Bei einem mittleren Untersuchungsalter von $73,36 \pm 3,96$ Monaten (m: $73,54 \pm 4,07$ Mon.; w: $73,17 \pm 3,83$ Mon.) ist das mittlere Gewicht $21,45 \pm 3,19$ kg (m: $21,59 \pm 3,15$ kg; w: $21,29 \pm 3,23$ kg). Der durchschnittliche Gewichtsanstieg in einem Monat ist mit 0,095 kg (m: 0,088 kg; w: 0,114 kg) signifikant ($r = 0,118$, $F = 8,23$; m: $r = 0,114$, $F = 4,06$; w: $r = 0,123$, $F = 4,17$).

g) Bei einem Mittelwert von $118,21 \pm 5,36$ cm (m: $118,48 \pm 5,63$; w: $117,90 \pm 5,04$ cm) steigt die Körperlänge im Monat um 0,32 cm (m: 0,27 cm; w: 0,39 cm) im Durchschnitt hochsignifikant an ($r = 0,237$, $F = 34,63$; m: $r = 0,114$, $F = 4,06$; w: $r = 0,299$, $F = 26,69$).

Da die Untersuchungen zur Einschulung in verschiedenen Altersstufen vorgenommen wurden (in unserem Material im Alter zwischen 63 und 82 Monaten), mußten die Daten erst durch eine Korrektur miteinander vergleichbar gemacht werden, indem die Werte auf ein (Standard-)Alter von 72 Monaten umgerechnet wurden. Dies geschah für das Gewicht mit der Formel:

$$Xs = X + (72 - t) \times 0,0951 .$$

Dabei sind Xs das zu errechnende Gewicht im Vergleichsalter von 72 Monaten, X das wirkliche Gewicht bei der Untersuchung und t das Alter in Monaten bei der Untersuchung. Der Faktor 0,0951 entspricht der monatlichen Gewichtszunahme (Regressionsgradiente).

Für die Körperlänge lautet die entsprechende Formel:

$Y_s = Y + (72 - t) \times 0{,}321$.

Ys ist dabei die zu errechnende Körperlänge im Standardalter, Y die wirkliche Länge bei der Untersuchung, der Faktor entspricht der durchschnittlichen monatlichen Längenzunahme in cm.

h) Nach entsprechender Umrechnung finden sich im Standardalter von 72 Monaten ein mittleres Gewicht von 21,32 ± 3,16 kg (m: 21,44 ± 3,13 kg; w: 21,18 ± 3,21 kg) und eine mittlere Körperlänge von 117,77 ± 5,21 cm (m: 117,98 ± 5,33; w: 117 ± 4,82 cm).

i) Wird das Geburtsgewicht mit dem späteren Gewicht in Beziehung gesetzt, dann zeigt sich, daß eine Abweichung des Geburtsgewichts um 1 g im Durchschnitt einer Abweichung von 2,44 g (m: 2,27 g; w: 2,65 g) im Alter von 72 Monaten entspricht (r = 0,350, F = 81,02; m: r =d 0,331, F = 38,09; w: r = 0,366, F = 42,16). Eine Abweichung der Geburtslänge um 1 cm entspricht im Vergleichsalter von 72 Monaten im Durchschnitt einer Abweichung von 1,057 cm (m: 1,157, w: 0,914 cm) der Körperlänge (r = 0,391, F = 105,18; m: r = 0425, F = 67,73; w: r = 0,343, F = 36,38).

j) Die Untersuchungen zur Abhängigkeit des Gewichts im Alter von 6 Jahren von der Schwangerschaftsdauer zeigt eine negative Korrelation, die im Gesamtmaterial und bei den Mädchen gerade an der Schwelle zur Signifikanz liegt. Dabei entspricht eine um einen Tag längere Schwangerschaftsdauer im Durchschnitt −31,19 g Gewicht im Einschulungsalter (r = −0,0781, F = 3,43; m: −16,40 g, r = −0,042, F = 0,54; w: −49,52 g, r = −0,042, F = 3,81).

Die gefundenen Mittelwerte für Geburtsgewicht (3386,78 ± 464,63 g) und -länge (50,31 ± 2,07 cm) entsprechen den Angaben aus der Literatur für reif geborene Kinder (v. Harnack 1964; Hosemann 1949). Auch die Zunahme der Geburtsmaße mit der Schwangerschaftsdauer um durchschnittlich 11,3 g/Tag (a) bzw. 0,05 cm/Tag (b) wird in der

Literatur gefunden (Warkentin 1976). Auch die Gewichtsmaße der Plazenta (c) stimmen mit entsprechenden Angaben aus der Literatur überein (Hosemann 1949c).

Die Angaben über das Verhalten des Quotienten Geburtsgewicht/Plazentagewicht in der Literatur sind widersprüchlich (s. Kap. 6). Das hier gefundene Gleichbleiben des Quotienten (d) ist auf das nicht selektionierte Material zurückzuführen, das alle Geburten vom 260.–294. Schwangerschaftstag einbezieht.

Bei der Annahme einer proportionalen Gewichtsentwicklung zwischen Plazenta und Fet müßte einer Gewichtsabweichung der Plazenta um 1 g eine durchschnittliche Abweichung des Geburtsgewichts um 5,7 g (Quotient: Geburtsgewicht/Plazentagewicht, d) entsprechen. Die demgegenüber nur geringe durchschnittliche Abweichung des Geburtsgewichts von 1,73 g bei einer Abweichung des Plazentagewichts von 1 g (d) zeigt, daß die Plazenta nur einer unter mehreren Faktoren ist, die das intrauterine Wachstum beeinflussen.

Die Maße der Kinder bei der Einschulungsuntersuchung (f, g, h) bewegen sich im Rahmen der Angaben aus der Literatur (Lenz 1971).

Im mittleren Alter von 72 Monaten bedeutet bei der mittleren Konstitution eine Abweichung von deren Länge um 1 cm eine durchschnittliche Abweichung von nahezu ½ kg (l). Diese Korrelation ist auch beim Vergleich der Standardabweichungen von Gewicht und Größe zu erwarten.

Beim Vergleich der Gewichte bei der Geburt und im Einschulungsalter zeigt sich, daß eine Abweichung vom mittleren Geburtsgewicht einer um den (durchschnittlichen) Faktor 2,44 größeren Abweichung vom mittleren Gewicht im Alter von 72 Monaten entspricht (i). Das Gewicht bei der Geburt hat sich in dieser Zeit insgesamt (durchschnittlich) um den Faktor 6,35 vermehrt. Eine Abweichung vom mittleren Geburtsgewicht macht sich bei der späteren Gewichtsentwicklung noch deutlich bemerkbar, wenn auch insgesamt eine Tendenz zum Ausgleich feststellbar ist.

Der Korrelationskoeffizient der Abhängigkeit von Geburtsgewicht und Plazentagewicht ist wesentlich höher als der Korrelationskoeffizient der Abhängigkeit von Geburtsgewicht und Gewicht im Alter von 6 Jahren (e, i). Die Gewichtsentwicklung bis zur Geburt wird also durch andere Faktoren, unter welchen die Plazenta vorherrscht, als nach der Geburt bestimmt. Würde die postnatale Gewichtsentwicklung nach den gleichen Gesetzen ablaufen wie das intrauterine Wachstum, dann müßten die bei der Geburt schwereren Kinder gerade auch später eine deutlich stärkere Gewichtszunahme zeigen.

Eine Abweichung von der mittleren Geburtslänge erhöht sich im Alter von 6 Jahren um den Faktor 1,057 (i). Ein Längenvorsprung bei der Geburt wird also in der weiteren Entwicklung noch weiter ausgebaut, wenn auch die Zunahme nicht ganz der Verdoppelung der gesamten Längenzunahme in dieser Zeit entspricht.

Literatur

Albrecht H (1986) Der Kaiserschnitt im Wandel der Geburtshilfe 1885–1985. In: Beck L (Hrsg) Zur Geschichte der Gynäkologie und Geburtshilfe. Springer, Berlin Heidelberg New York Tokyo, S 103–117

Antoine T (1953) Die Uterus-Ruptur. In: Seitz-Amreich: Biologie und Pathologie des Weibes, Bd 9. Urban & Schwarzenberg, Berlin, S 453–546

Arabin B, Bergmann PL, Saling E (1987) Pathophysiologische und klinische Aspekte der Blutflußmessung in utero-plazentaren Gefäßen, in der Nabelarterie, in der fetalen Aorta und in der Arteria carotis communis. Geburtshilfe Frauenheilkd 47:587

Bach HG (1965) Die Uterus-Ruptur und andere Geburtsstörungen. In: Schwalm H, Döderlein G (Hrsg) Klinik der Frauenheilkunde und Geburtshilfe, Bd 3. Urban & Schwarzenberg, München, S 317

Baeckmann G (1948) Die beschleunigte Entwicklung der Jugend. Acta Anat (Basel) 4:421

Bandl L (1875) Über die an den Bauchdecken sichtbare Grenze zwischen Uteruskörper und Zervix bei Gebärenden. Arch Gynäkol 8:217

Bennholdt-Thomsen K (1942) Die Entwicklungsbeschleunigung der Jugend. Erg Innere Med Kinderheilkd 62:8

Brehm HK (1982) Frauenheilkunde und Geburtshilfe für Krankenpflegeberufe. Thieme, Stuttgart

Bürger M, Seidel K (1958) Die Biomorphose des Endometriums. In: Nowakowski H (Hrsg) Hormone und Psyche. Die Endokrinologie des alternden Menschen. Springer, Berlin, S 97

Cretius K (1965) Die Geburt. In: Schwalm H, Döderlein G (Hrsg) Klinik der Frauenheilkunde und Geburtshilfe, Bd II. Urban & Schwarzenberg, München, S 335

Darwin C (1976) Die Entstehung der Arten durch natürliche Zuchtwahl. (On the origin of species by means of natural selection or the preservation of favoured races in the struggle for life. London 1859.) Reclam, Stuttgart

Dawkins R (1978) Das egoistische Gen. Springer, Berlin Heidelberg New York

De Gregorio G (1989) Primäre, sekundäre und Resectio. In: Hillemanns HG, Schillinger H (Hrsg) Das Restrisiko gegenwärtiger Geburtshilfe. Springer, Berlin Heidelberg New York Tokyo

De Snoo (1942) Das Problem der Menschenwerdung im Lichte der vergleichenden Geburtskunde. Fischer, Jena

Dobbie BM (1982) An attempt to estimate the true rate of maternal mortality in sixteenth to eighteenth centuries. Med History 26:79

Döring GK (1965) Physiologie der Schwangerschaft und des Fetus. In: Schwalm H, Döderlein G (Hrsg) Klinik der Frauenheilkunde und Geburtshilfe, Bd II. Urban & Schwarzenberg, München, S 1

Eibel-Eibesfeldt I (1972) Grundriß der vergleichenden Verhaltensforschung. Piper, München

Falk C, Falk S, Strobel E (1989) Übergewichtige Neugeborene, Häufigkeit, Ursachen und klinische Bedeutung. Geburtshilfe Frauenheilkd 49:536

Fossey D (1988) Gorillas im Nebel. Kindler, München 1988

Fox H (1967) Abnormalities of the fetal stem arteries in the human placenta. J Obstet Gynecol Br Commonw 74:734

Freud S (1972) Das Unbehagen in der Kultur. In: Freud S (Hrsg) Abriß der Psychoanalyse – Das Unbehagen in der Kultur. Fischer, Frankfurt, S 72

Friedberg V (1965) Die Schwangerschaftsspättoxikosen. In: Schwalm H, Döderlein G (Hrsg) Klinik der Frauenheilkunde und Geburtshilfe, Bd 3. Urban & Schwarzenberg, München, S 251

Fujikara T, Niemann WH (1967) Birth weight, gestational age and type of delivery in rhesus monkeys. Am J Obstet Gynecol 97:76

Gille J (1986) Schwangerschaftsinduzierte Hypertonie. In: Wulf KH, Schmidt-Matthiesen H (Hrsg) Die gestörte Schwangerschaft. Urban & Schwarzenberg, München (Klinik der Frauenheilkunde und Geburtshilfe, Bd 5, S 31–54)

Goerttler K (1950) Entwicklungsgeschichte des Menschen. Springer, Berlin Göttingen Heidelberg

Griffin D, Cohen-Overbeek T, Campbell S (1983) Fetal and uteroplacental blood flow. Clin Obstet Gynecol 10:556

Grosser A (1944) Grundriß der Entwicklungsgeschichte des Menschen. Springer, Berlin

Grünberger V (1965) Relation zwischen Plazentagewicht und Geburtsgewicht von frühreifen, reifen und übertragenen Neugeborenen. Zentralbl Gynäkol 87:1367

Grzimek B (1988) Gorilla. In: Grzimeks Enzyklopädie Säugetiere. Kindler, München, S 424

Hakemeyer U, Keding G (1986) Zum Aufbau der Hebammenschulen in Deutschland im 18. und 19. Jahrhundert. In: Beck L (Hrsg) Zur Geschichte der Gynäkologie und Geburtshilfe. Springer, Berlin Heidelberg, New York Tokyo, S 63

Hammacher K, Hueter KA, Bokelmann JB, Werners PH (1968) Fetal heart frequency and perinatal condition of the fetus and newborn. Gynaecologia 166:349

Hansmann M, Hinckers HJ (1974) Das große Kind. Gynäkologie 7:81

Harnack GA v (1964) Allgemeine Wachstumsphysiologie. (Quantitative und morphologische Aspekte der Entwicklung). In: Wiesener H (Hrsg) Entwicklungsgeschichte des Kindes. Springer, Berlin, S 9

Hassenstein B (1980) Verhaltensbiologie des Kindes. Piper, München Zürich

Hickl EJ (1985) Rising rates of caesarean sections: maternal and perinatal disadvantages. In: Ludwig H, Thomsen K (eds) Gynecology and obstetrics. Proc of the XIthe World Congress, Berlin 1985. Springer, Berlin Heidelberg New York Tokyo, p 299

Hillemanns GH, Mross F (1974) Die programmierte Geburt. Deutscher Kongreß für Perinatologie, Berlin 1974

Hillemanns HG, Schillinger H (Hrsg) (1989a) Das Restrisiko gegenwärtiger Geburtshilfe. Springer, Berlin Heidelberg New York Tokyo

Hillemanns HG, Steiner M (1986b) Die historischen Risiken von Mutter und Kind. In: Hillemanns HG, Schillinger H (Hrsg) Das Restrisiko gegenwärtiger Geburtshilfe. Springer, Berlin Heidelberg New York Tokyo, S 68

Hillemanns HG, Steiner H, Richter D (1983) Die humane, familienorientierte und sichere Geburt. Thieme, Stuttgart

Hillemanns HG, Quaas L, Steiner M (1986) Perinatalmedizinische Möglichkeiten und Grenzen des Geburtshilflichen Zentrums – Eine Analyse der Ursachen perinataler Mortalität 1982–1985. Z Geburtshilfe Perinatol 190:215

Hohenauer C (1980) Intrauterine Wachstumskurven für den deutschen Sprachraum. Z Geburtshilfe Perinatol 184:167

Hörman G, Lemtis H (1965) Die menschliche Plazenta. In: Schwalm H, Döderlein G (Hrsg) Klinik der Frauenheilkunde und Geburtshilfe, Bd III. Urban & Schwarzenberg, München, S 425

Hosemann H (1949a) Schwangerschaftsdauer und Neugeborenengewicht. Arch Gynäkol 176:109

Hosemann H (1949b) Schwangerschaftsdauer und Neugeborenengröße. Arch Gynäkol 176:124

Hosemann H (1949c) Schwangerschaftsdauer und Gewicht der Plazenta. Arch Gynäkol 176:453

Huch A (1988) Hämodynamische Veränderungen in der Fetalentwicklung. 47. Kongreß der Dtsch Ges für Gynäkologie und Geburtshilfe, München

Hußlein, H, Seidl A (1980) Die regelwidrige Geburt. In: Schwalm H, Döderlein G (Hrsg) Klinik der Frauenheilkunde und Geburtshilfe, Bd 2. Urban & Schwarzenberg, München, S 1

Kleine W (1989) Überlegungen zur Kaiserschnittfrequenz. In: Hillemanns HG, Schillinger H (Hrsg) Das Restrisiko gegenwärtiger Geburtshilfe. Springer, Berlin Heidelberg New York Tokyo, S 63

Klemm P, Meglin S, Winter K (1963) Menopausenalter und Akzeleration. Dtsch Gesundheitsw 18:192

Kloostermann GJ, Huidekoper B (1954) The significance of the placenta in „obstetrical mortality". Gynäkologie 138:529

Klosa W, Schillinger H, Hillemanns HG (1988) Die Nabelschnurumschlingung: Doppler-Diagnostik zur Minimalisierung des geburtshilflichen Restrisikos. 47. Kongreß der Dtsch Ges für Gynäkologie und Geburtshilfe, München

Knußmann R (1968) Entwicklung, Konstitution und Geschlecht. In: Becker PE (Hrsg) Humangenetik. Thieme, Stuttgart

Knußmann R (1988) Der heutige Mensch in seiner körperlichen Eigenart und Vielfalt. In: Grzimeks Enzyklopädie Säugetiere, Bd 2. Kindler, München, S 520

Koch EW (1935) Über die Veränderung des menschlichen Wachstums im ersten Drittel des 20. Jahrhunderts. J. A. Barth, Leipzig

Korte W (1966) Sterilität bei Frau und Mann. In: Schwalm H, Döderlein G (Hrsg) Klinik der Frauenheilkunde und Geburtshilfe, Bd 5. Urban & Schwarzenberg, München, S 329

Kraul L (1955) Fieber unter der Geburt. In: Seitz/Amreich: Biologie und Pathologie des Weibes. Urban & Schwarzenberg, München Berlin Wien 1955, Bd IX, S 750

Krauß A (1964) Der Blutdruck bei Neugeborenen, seine Beeinflussung und Abhängigkeit von operativen Eingriffen unter der Geburt. Zentralbl Gynäkol 86:217

Kuß E (1987) Was ist das „Plazenta-Insuffizienzsyndrom"? Geburtshilfe Frauenheilkd 47:664

Ladner CN, Weston PV, Brinkmann CR, Assali NS (1970) Effects of hydralazine on uteroplacental and fetal circulation. Am J Obstet Gynecol 108:375

Lamb WH, Foord FA, Lamb CMB, Whitehead RG (1984) Changes in maternal mortality in three isolated Gambian villages over 10 years. Lancet 2:912

Lauritzen C (1987) Endokrinologie der Prae- und Postmenopause. In: Wulf KH, Schmidt-Matthiesen H: Klinik der Frauenheilkunde und Geburtshilfe, Bd 1. Urban & Schwarzenberg, München, S 217

Lenz W (1971) Wachstum und körperliche Entwicklung. In: Opitz H, Schmid F (Hrsg) Handbuch der Kinderheilkunde. Springer, Berlin Heidelberg New York

Lenz W, Keller H (1965) Die körperliche Akzeleration. Urban & Schwarzenberg, München

Lindgren L (1960) Der Geburtsmechanismus während der normalen Austreibungsperiode, studiert mit intrauteriner Tokographie. Arch Gynäkol 192:314

Lins FE, Janowitz B (1982) Operacao cesariana no sudeste do Brasil. (Kaiserschnitte im Südosten Brasiliens.) Femina 10:91

Lorenz K (1974) Das sogenannte Böse. Zur Naturgeschichte der Aggression. dtv, München
Malmström T (1954) Vacuum extractor, an obstetrical instrument. Acta Obstet Gynaec Scand 33:4
Martius H (1962) Lehrbuch der Geburtshilfe, 5. Aufl. Thieme, Stuttgart
Maynard Smith J, Price GR (1973) The logic of animal conflict. Nature 246:15
Meudt R (1967) Untersuchungen zum Mechanismus des Blasensprungs. In: Käser O, Friedberg V, Ober KG, Thomsen K, Zander J (Hrsg) Gynäkologie u. Geburtshilfe, Bd 2. Thieme, Stuttgart, S 164
Molteni RA (1984) Placental growth and fetal/placental weight (F/P) ratios throught gestation – Their relationship to patterns of fetal growth. Semin Perinatol 8:94
Mosler KH (1968) The dynamics of uterine muscle. Karger, Basel
Nachtigall L, Heilmann R (1987) Östrogen. Was heutige sichere Therapie zu bewirken vermag. Ariston, Genf
Neumann J v, Morgenstern O (1955) Theory of games and economic behavior. Princeton University Press, Princeton
Niesert W (1965) Blutungen in der Spätschwangerschaft und unter der Geburt. In: Schwalm H, Döderlein G (Hrsg): Klinik der Frauenheilkunde und Geburtshilfe, Bd 2. Urban & Schwarzenberg, München, S 119
Nummi S (1972) Relative weight of the placenta and perinatal mortality. Acta Obstet Gynecol Scand [Suppl] 17
Oberheuser F, Grießer G (1968) Geburtengut der Frauenklinik der Medizinischen Akademie Lübeck. Geburtshilfe Frauenheilkd 28:146
Pecker A (1986) Gynäkologie u. Geburtshilfe vom Altertum bis zum Anfang des 18. Jahrhunderts. In: Toellner R (Hrsg) Illustrierte Geschichte der Medizin, Bd II. Andreas & Andreas, Salzburg, S 1003
Petersen EE (1988) Infektionen in Gynäkologie und Geburtshilfe. Thieme, Stuttgart
Portmann A (1956) Zoologie und das neue Bild vom Menschen. Rowohlt, Hamburg
Prechtl HFR (1988) Entwicklung der fetalen Motorik aus entwicklungsneurologischer Sicht. 47. Kongreß der Deutschen Gesellschaft für Gynäkologie und Geburtshilfe
Quaas L, De Gregorio G (1989) Das mütterliche Alter. In: Hillemanns HG, Schillinger H (Hrsg) Das Restrisiko gegenwärtiger Geburtshilfe. Springer, Berlin Heidelberg New York Tokyo, S 26–30
Rendle-Short CW (1960) Rupture of the gravide uterus in Uganda. Am J Obstet Gynecol 79:1114
Richmond C (1987) Warum dieser Unterschied? Gyno-Panorama 1:24
Roemer V (1986) Blutungen in der Schwangerschaft. In: Wulf KH, Schmidt-Matthiesen H (Hrsg) Klinik der Frauenheilkunde und Geburtshilfe, Bd 5. Urban & Schwarzenberg, München, S 73

Rummel H, Lau H (1963) Fieber unter der Geburt. In: Schwalm H, Döderlein G (Hrsg) Klinik der Frauenheilkunde und Geburtshilfe, Bd 1. Urban & Schwarzenberg, München, S 379

Saling E (1961) Neues Vorgehen zur Untersuchung des Kindes unter der Geburt. Arch Gynäkol 197:108

Schadewaldt H (1986) Die Frühgeschichte der Frauenheilkunde. In: Beck L (Hrsg) Zur Geschichte der Gynäkologie und Geburtshilfe. Springer, Berlin Heidelberg New York Tokyo, S 89

Schatz F (1872) Beiträge zur physiologischen Geburtskunde. Arch Gynäkol 3:58

Schneider W (1988) Wir Neandertaler. Der abenteuerliche Aufstieg des Menschengeschlechts. Gruner & Jahr, Hamburg

Schroeder R (1958) Zur Placenta-praevia-Behandlung. Einige Daten und Thesen. MMW 83:1654

Schulte W (1964) Über eine auffallende Häufung von Zusammentreffen fetaler Endokardfibroelastosen mit Gestosen. Monatsschr Kinderheilkd 112:375

Schwenzer AW (1965) Physiologie und Pathologie der Nachgeburtsperiode, Blutstillung post partum, Blutgerinnung. In: Schwalm H, Döderlein G (Hrsg) Klinik der Frauenheilkunde und Geburtshilfe, Bd 4. Urban & Schwarzenberg, München, S 403

Sellheim H (1907) Die Beziehungen des Gebärkanals und des Geburtsobjektes zur Geburtsmechanik. Beitr Geburtshilfe Gynäkol 11:1

Sellheim H (1927) Die normale Geburt. In: Halban J, Seitz L (Hrsg) Biologie und Pathologie des Weibes, Bd 7. Urban & Schwarzenberg, Berlin

Semmelweiß IP (1861) Die Ätiologie, der Begriff und die Prophylaxis des Kindsbettfiebers. Wien

Shorter E (1984) Der weibliche Körper als Schicksal – Zur Sozialgeschichte der Frau. Piper, München

Steiner M, Hillemanns HG (1989) Müttersterblichkeit in Entwicklungsländern. Ursachen und Maßnahmen zur Reduktion. In: Ludwig H, Krebs D (Hrsg) Gynäkologie und Geburtshilfe 1988. Springer, Berlin Heidelberg New York Tokyo, S 328

Stoll W (1989) Historisches zur Sectio caesarea. In: Hillemanns HG, Schillinger H (Hrsg) Das Restrisiko gegenwärtiger Geburtshilfe. Springer, Berlin Heidelberg New York Tokyo, S 47

Tanner JM (1955) Growth and adolescence. Blackwell, Oxford

Tanner JM (1968) Growth of bone, muscle and fat during childhood and adolescence. In: Growth and development of mammals. Proc 14th Easter School Agr Sci Univ Nottingham. Butterworths, London, p 10

Teräsvuori H, Apajalaht E (1958) Zur Ätiologie der placenta praevia (finn). Ann Chir Gynaecol Finn 47 [Suppl 81]: 217

Thomson AM, Billewicz WZ, Hytten FE (1969) The weight of the placenta in relation to birthweight. Obstet Gynecol Br Commonw 76:865

Tinbergen N (1966) Instinktlehre. Parey, Berlin

Undeutsch U (1959) Das Verhältnis von körperlicher und seelischer Entwicklung. Verlag f Psychologie, Göttingen, Handbuch der Psychologie, Bd 3, S 329

Warkentin B (1976a) Der praenatale Gewichtsabfall des Kindes. Z Geburtshilfe Perinatal 180:157

Warkentin B (1976b) Die Relation Geburtsgewicht/Plazentagewicht und Entbindungstermin. Ein Beitrag zur Frage der relativen Plazenta-Insuffizienz in der Spätschwangerschaft. Arch Gynäkol 221:299

Warkentin B (1977) Fetale Ursachen des Weheneintritts. Ein kybernetisches Modell des Geburtsbeginns. Arch Gynäkol 222:15

Warkentin B (1979) Die fetale und kindliche Gewichts-, Längen- und Konstitutionsentwicklung und ihre Beeinflussung durch Plazenta und Schwangerschaftsdauer. Z Geburtshilfe Perinatal 183:76

Warkentin B (1980) Die physiologischen Steuerungsmechanismen der Geburt. Urban & Schwarzenberg, München

Warkentin B (1983) Tageszeitliche Häufigkeitsschwankungen des vorzeitigen Blasensprungs. Geburtshilfe Frauenheilkd 43:171

Warkentin B (1990) Die Spätgestose als Kompensationsmechanismus bei fetaler Mangelentwicklung und seine Störung durch blutdrucksenkende Therapie. Geburtshilfe Frauenheilkd 50:308

Westin B (1989) Die mütterliche Mortalität, eine unbeachtete Tragödie. In: Hillemanns HG, Schillinger H (Hrsg) Das Restrisiko gegenwärtiger Geburtshilfe. Springer, Berlin Heidelberg New York Tokyo, S 9

Wickler W, Seibt U (1981) Das Prinzip Eigennutz. Ursachen und Konsequenzen sozialen Verhaltens. dtv, München

Wolf W (1943) Warum tritt der kindliche Kopf am Ende der Schwangerschaft oder unter der Geburt in das mütterliche Becken ein? Zentralbl Gynäkol 67:538

Zangemeister W (1911) Über puerperale Selbstinfektion. M Med W 59:1753

Zimmer DE (1988) Wachstum: Bricht die Zeit der langen Kerls an? ZEITmagazin 42:44

E. von Staehr, Wuppertal

Der große Atemzug fürs Kind

Schwangerschaftsgymnastik, Geburtsvorbereitung, Geburt

1990. XI, 118 S. 54 Abb. 2 Übungsposter. Brosch. DM 24,80
ISBN 3-540-51530-5

Elsbeth von Staehr bereitet seit über 40 Jahren Schwangere auf die Geburt vor. Daneben war sie lange Jahre in der Hebammenausbildung tätig und hat so der psychosomatischen Geburtsvorbereitung den Weg bereitet.
Ihr neues Buch wendet sich sowohl an die Schwangeren und ihre Partner, die vor dem unbekannten Ereignis Geburt stehen, als auch an die Hebammen, die das Paar während der Geburt begleiten und die Vorbereitung und Nachsorge durchführen.
Im Mittelpunkt steht das Erzielen eines körperlich-seelischen Gleichgewichts, gestützt auf Gymnastik, Atmung und Entspannung. Natürlich fanden die Methoden der drei Pioniere der natürlichen Geburt, Read, Lamaze und Leboyer, Eingang in das Geburtsvorbereitungsprogramm; sein Geheimnis und der Grund seines praktischen Erfolgs sind aber der einzigartige Erfahrungsschatz Elsbeth von Staehrs aus der Betreuung von über 12.000 Frauen und nicht zuletzt ihre eigene Betroffenheit als Frau und fünffache Mutter.
Mit Hilfe der in dem Buch zusammengestellten Übungen und Ratschläge kann jede Frau ihre ganz persönliche, auf ihren Körper und ihre Seele zugeschnittene Gebärform finden. Zwei Wandposter dienen als Gedächtnisstütze beim täglichen Üben.

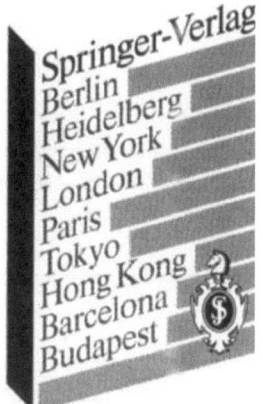

Preisänderungen vorbehalten.

*Das umfassende Programm
zur Geburtsvorbereitung nach der Lamaze-Methode!*

N. Pfützenreuter, Universität Heidelberg

Geburt ohne Angst

**Geburtsvorbereitung nach Lamaze
mit Übungsprogramm und Tonbandkassette**

1991. Tonbandkassette mit Textheft. Etwa 50 S. 13 Abb.
Brosch. DM 48,- ISBN 3-540-53630-2

Die Lamaze-Methode ist weltweit verbreitet und wissenschaftlich anerkannt.

Ihre 3 Schwerpunkte sind:
- Ausführliche Informationen über die Vorgänge und Veränderungen im schwangeren Körper der Frau und über den Geburtsablauf;
- Gezielter Einsatz von Entspannungsmethoden durch Verstehen und Üben;
- Erlernen von Atemtechniken für die Geburtsphasen.

Mit dem 3-teiligen Übungsprogramm **Geburt ohne Angst** des erfahrenen Frauenarztes und Geburtshelfers Dr. Norbert Pfützenreuther wird diese medizinisch fundierte Methode jetzt für jeden erfolgreich anwendbar.
Geburt ohne Angst ist die komplette Begleitung während Schwangerschaft und Geburt, wie sie sonst nur in aufwendigen Kursen von Geburtskliniken angeboten wird.

Das Programm bietet:
- Fotorealistische Darstellung jeder einzelnen Geburtsphase;
- zwei übungsbegleitende Poster, die alle wichtigen Übungen in Farbe zeigen;
- Tonbandkassette mit auf die Atemtechniken abgestimmter Entspannungsmusik;
- ein begleitendes Kursbuch.

„Geburt ohne Angst" ist ein entscheidender Schritt zu einem positiven Geburtserlebnis, das auch der Partner aktiv unterstützen kann.

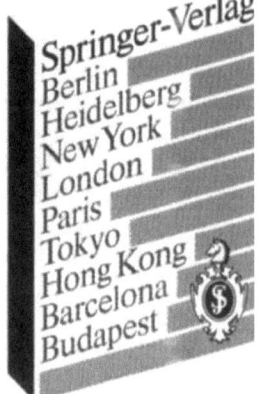

Springer-Verlag
Berlin
Heidelberg
New York
London
Paris
Tokyo
Hong Kong
Barcelona
Budapest

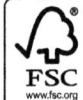

MIX
Papier aus verantwortungsvollen Quellen
Paper from responsible sources
FSC® C105338

If you have any concerns about our products,
you can contact us on
ProductSafety@springernature.com

In case Publisher is established outside the EU,
the EU authorized representative is:
**Springer Nature Customer Service Center GmbH
Europaplatz 3, 69115 Heidelberg, Germany**

Printed by Libri Plureos GmbH
in Hamburg, Germany